応急手当指導者標準テキスト
ガイドライン2015対応

応急手当指導者標準テキスト改訂委員会　編集

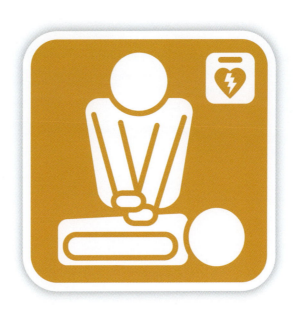

東京法令出版

応急手当指導者
標準テキスト

ガイドライン2015対応

応急手当指導者テキスト改訂委員会 編集

東京法令出版

は じ め に

　心停止の傷病者の命を救うには、まずその場に居合わせた住民が迅速に119番通報をし、応急手当を行った後、救急隊に引き継ぎ、高度な救命処置と迅速な搬送がなされ、そして医師へと引き継がれて高度な救命医療が行われる必要があります。

　消防庁の『平成27年版　救急・救助の現況』によると、平成26年中では、119番通報を受けてから救急車が現場に到着するまでには全国平均で約8.6分を要しています。この空白の時間を埋めるため全国の消防機関は、消防庁により定められた「応急手当の普及啓発活動の推進に関する実施要綱」に基づいて、応急手当の普及啓発を積極的に行ってきました。平成26年中には146万人を超える住民に対して救命講習が行われています。

　我が国の救命講習は5年ごとに改訂される蘇生ガイドラインに基づいて行われています。日本蘇生協議会（JRC）が平成18年（2006年）にアジア蘇生協議会の一員として国際蘇生連絡委員会（ILCOR）に加盟した結果、ILCORによるCoSTR（心肺蘇生に関わる科学的根拠と治療勧告コンセンサス）に基づいた公式の蘇生ガイドラインを我が国でも作成することが可能になりました。前回のJRC蘇生ガイドライン2010では、救命の連鎖の概念が成人と小児で共通となり、住民が行う心肺蘇生の手順は従来の成人用、小児用の区別をなくし、全年齢層で統一されました。また、胸骨圧迫とAEDの使用に焦点を当てた短時間の救命入門コースが導入されました。

　JRC蘇生ガイドライン2015（JRC G2015）は、CoSTRの最新版であるCoSTR2015に我が国の状況を勘案してJRCにより作成されました。JRC G2015では、傷病者が心停止でなかったとしても、胸骨圧迫が傷病者に大きな害を与えることは少ないので、心停止かどうかの判断に迷う場合は胸骨圧迫を開始するよう強調されています。そのために通信指令員の口頭指導の役割が重視されています。心停止の予防では、お風呂での事故や熱中症などによる心停止も取り上げられ、"急な病気やけがをした人を助けるためにとる最初の行動"とされる「ファーストエイド」の章が加えられました。

　今回の改訂版は、JRC G2015に準拠した一般財団法人日本救急医療財団の『改訂5版　救急蘇生法の指針2015（市民用・解説編）』に基づいており、消防機関の実施する救命講習の指導者に向けたテキストになっています。救命講習の指導に関わる消防職員はもとより、応急手当の普及啓発の指導者に広く活用されることを心より願うものであります。

　一人でも多くの住民によって、救急の現場で心肺蘇生が行われ、AEDが使用されることによって、一人でも多くの尊い命を救えることを切に願ってやみません。

平成28年6月

応急手当指導者標準テキスト改訂委員会
委員長　坂　本　哲　也
（帝京大学医学部救急医学講座主任教授）

「応急手当指導者標準テキスト」編集委員（五十音順）

◎：編集委員長

阿部 和彦（仙台市消防局警防部救急課長）※平成28年4月1日から

稲童丸 将人（札幌市消防局警防部救急課長）※平成28年4月1日から

太田 邦雄（金沢大学医薬保健研究域医学系小児科学講座准教授）

菊地 研（獨協医科大学心臓・血管内科准教授）

◎坂本 哲也（帝京大学医学部救急医学講座主任教授）

竹内 保男（帝京大学医学部救急医学講座・国際教育研究所講師）

田邉 晴山（一般財団法人救急振興財団救急救命東京研修所教授）

畑中 哲生（一般財団法人救急振興財団救急救命九州研修所教授）

菩提寺 浩（札幌市消防局警防部救急課長）※平成28年3月31日まで

水野 宗彦（仙台市消防局警防部救急課長）※平成28年3月31日まで

宮野 收（東京消防庁救急部救急指導課長）

山口 最丈（消防庁救急企画室長）

山畑 佳篤（京都府立医科大学救急医療部救急・災害医療システム学講師）

目　次

第1編　応急手当について

第1章　応急手当の重要性 …………………………………… 3
1. 応急手当とは…………………………………………………… 3
2. 応急手当の重要性……………………………………………… 3
3. 救命の連鎖と住民の役割……………………………………… 4
4. 心停止と119番通報…………………………………………… 6
5. 心疾患の増加とその意味するもの…………………………… 7
6. 世界における取り組み………………………………………… 8
7. 突然の心停止の予防…………………………………………… 9

第2章　応急手当普及啓発制度 …………………………… 13
1. 応急手当普及講習の種類……………………………………… 13
2. 応急手当普及講習の対象者…………………………………… 18
3. 応急手当普及員、指導員……………………………………… 19
4. 普通救命講習修了者等への修了証の交付…………………… 21

第3章　応急手当の具体的指導要領 ……………………… 24
1. 標準的な実施要領……………………………………………… 24
2. 救命講習の新たな実施方法…………………………………… 24
3. 指導の原則……………………………………………………… 26
4. 具体的な指導…………………………………………………… 27
5. 話し方…………………………………………………………… 27
6. レッスンプラン………………………………………………… 29

第4章　応急手当の実施に伴う法的責任について ……… 40
1. 原則……………………………………………………………… 40
2. AEDの使用に関連する法的整理について…………………… 40
3. 行政的見地から………………………………………………… 40
4. 応急手当に伴うストレス……………………………………… 42
5. 終末期などにおける心肺蘇生の実施と本人の意思………… 42
6. 応急手当の補償………………………………………………… 43

第2編 救命講習の実技と指導技法

第1章 総論 …………………………………………………………47
1 指導者が身に付けるべき知識と技術………………………………47
2 応急手当と救命処置…………………………………………………48
3 子どもの年齢区分と成人の救命処置との関係……………………48

第2章 救命処置の実技と指導要領 ………………………………50
1 救命処置の流れ………………………………………………………50
2 救命処置の手順………………………………………………………52
 ① 安全の確認………………………………………………………52
 ② 反応の確認………………………………………………………52
 ③ 119番通報と協力者への依頼 …………………………………54
 ④ 呼吸の確認………………………………………………………56
 ⑤ 胸骨圧迫…………………………………………………………58
 ⑥ 人工呼吸…………………………………………………………64
 ⑦ AEDの使用 ……………………………………………………72
 ⑧ AEDの使用と心肺蘇生の継続 ………………………………78
3 気道異物の除去………………………………………………………82

第3章 その他の応急手当（ファーストエイド）の実技と指導要領……88
1 安全の確認と傷病者への基本的な対応……………………………88
 ① 安全の確認………………………………………………………88
 ② 保温（傷病者の体温を保つ）…………………………………88
 ③ 体位管理…………………………………………………………90
2 搬送法…………………………………………………………………94
3 病気やけがに対する応急手当（ファーストエイド）……………102
 ① けいれん…………………………………………………………102
 ② 熱中症……………………………………………………………102
 ③ すり傷、切り傷…………………………………………………106
 ④ 出血………………………………………………………………108
 ⑤ 捻挫、打ち身……………………………………………………114
 ⑥ 骨折………………………………………………………………114
 ⑦ 首の安静…………………………………………………………116
 ⑧ やけど（熱傷）…………………………………………………118
 ⑨ 歯の損傷…………………………………………………………122

- ⑩ 毒　物 …………………………………………………………………………122
- ⑪ 溺　水 …………………………………………………………………………124

＜参　考＞
- ① 気管支ぜんそく発作 ……………………………………………………………126
- ② アナフィラキシー ………………………………………………………………126
- ③ 低 血 糖 …………………………………………………………………………127
- ④ 低 体 温 症 ………………………………………………………………………127
- ⑤ 凍　傷 …………………………………………………………………………127

第4章　119番通報と救急車の適正利用の啓発 ……………128
1. 119番通報と救急車の呼び方 ………………………………………………128
2. 救急車の適正利用（緊急度判定） …………………………………………130

第3編　指導のための知識

第1章　医学的な基礎知識 ………………………………………………137
1. 循環器の基礎 ……………………………………………………………………137
2. 呼吸器の基礎 ……………………………………………………………………139
3. 脳神経の基礎 ……………………………………………………………………140
4. 心停止と心肺蘇生の基礎 ………………………………………………………141

第2章　応急手当に関連する感染症 ……………………………143
1. 感染症についての指導事項 ……………………………………………………143
2. 応急手当普及講習での感染防止対策 …………………………………………144

第3章　AEDについて …………………………………………………145
1. AEDの歴史 ………………………………………………………………………145
2. AEDの構造と機能 ………………………………………………………………145
3. 心電図波形の解説 ………………………………………………………………146
4. 心臓震盪について ………………………………………………………………147
5. PAD …………………………………………………………………………………147
6. AED使用上の注意 ………………………………………………………………150
7. AEDの設置と維持管理 …………………………………………………………151

第4章　訓練用資器材 ……………………………………………………152
1. 蘇生訓練用人形 …………………………………………………………………152

2	感染防護具	161
3	AEDトレーナー	162
4	消毒用薬品	175
5	各社の連絡先	176

第4編　効果測定と指導内容に関する質疑への対応

第1章　効果測定 …………………………………………………181
1	胸骨圧迫の測定と指導	181
2	効果測定の要領	182
3	測定結果に対する評価と指導（フィードバック）の要領	182
4	効果確認表とシナリオ	184

第2章　指導内容に関する質疑への対応 …………………………191
1	質疑への対応の要領	191
2	新しい救急蘇生に関するガイドラインの変更点に関するもの	191
3	応急手当全般に関わる質疑	194
4	普通救命講習の質疑	196
5	普通救命講習Ⅲ・上級救命講習の質疑	204
6	用語に関する質疑	208

第3章　ガイドライン変更のポイント
　　　　　～主な変更点のまとめ～ ……………………………210
1	旧ガイドラインからの変更は極力少なく、よりシンプルに	210
2	統一された「救命処置の流れ」と乳児の救命処置	210
3	胸骨圧迫開始の強調と通信指令員による口頭指示	211
4	有効な胸骨圧迫の基準変更と質評価のための器具使用	211
5	「ファーストエイド」の新設	211
6	住民が行う一次救命処置の重要ポイント	211

付　録　主な変更点の対応表 …………………………………213

第1編

応急手当について

第1章　応急手当の重要性
第2章　応急手当普及啓発制度
第3章　応急手当の具体的指導要領
第4章　応急手当の実施に伴う法的責任について

第1章
応急手当の重要性

1 応急手当とは

　突然のけがや病気に対して、家庭や職場でできる手当のことを広い意味での**応急手当**という。その中でも、突然に心停止や若しくはこれに近い状態になったときに、胸骨圧迫及び人工呼吸を行うことを**心肺蘇生**（Cardiopulmonary Resuscitation：CPR）という。人工呼吸を省略して、胸骨圧迫のみを行う場合も心肺蘇生に含んでよい。心停止は、心臓や脳の病気によって、何の前触れもなく起こったり、プールで溺れたり、気道異物で窒息したり、けがで大出血をしたときにも生じる。

　このような傷病者を救命するために、まず行うべきことは心肺蘇生、自動体外式除細動器（Automated External Defibrillator：AED）を用いた電気ショック、異物で窒息を来した場合の気道異物除去の三つである。救命処置は、誰でもできる一次救命処置と医師や救急救命士によって行われる高度な二次救命処置に分類できるが、そばに居合わせた人（住民）にできるのは上記の三つだけなので、住民に対してはこの三つを**救命処置**として教える。住民による救命処置は、電気ショックを含めて、特別な資格がなくても誰でも行うことができる。

　広い意味での応急手当の中には、心停止に対して必要な救命処置のほかに、より一般的なけがや病気に対して、その悪化を防いだり、苦痛を軽減するために行われる、出血に対する圧迫止血などの**その他の応急手当（ファーストエイド）**もある（p.48参照）。

2 応急手当の重要性

　消防庁の『平成27年版　消防白書』によれば、平成26年中の救急出場件数は598万8,377件であり、救急車が現場に到着するまでの所要時間は全国平均で8.6分であった。救急隊員が扱った心肺停止の総数は12万5,951件であり、現場で住民により何らかの応急手当が行われていたのは、そのうち、1万3,679件であった。

　病院の外で心肺停止となった傷病者を倒れたときの状況と原因疾患で分類すると、最も救命できる可能性が高いと考えられるのは、倒れた瞬間を誰かに目撃されていて、心疾患を原因とする心肺停止である。上記のうち、このような条件を満たす症例について1か月後の生存率を検討すると、三つの重要な事実が判明した。

(1)　平成26年中の救急搬送された心肺停止症例は12万5,951件で、そのうち心原性（心臓に原因があるもの）の7万6,141件のうち、心肺停止の時点を住民により目撃された件数は2万5,255件Ⓐであり、その1か月後生存率は12.2％、社会復帰率は7.8％となっている。

(2)　Ⓐのうち、住民による応急手当が行われた件数は54.2％にあたる1万3,679件Ⓑであり、その1か月後生存率は15.4％で、応急手当が行われなかった場合の8.4％と比べて約1.8倍高く、また社会復帰率についても応急手当が行われた場合には10.8％であり、応急手当が行われなかった場合の4.3

％と比べて約2.5倍高くなっている。

(3) Ⓑのうち、住民によりAEDを使用した除細動が実施された件数は1,030件であり、1か月後生存率は50.4％、1か月後社会復帰率は43.3％となっている。

住民による応急手当が行われた場合の1か月後生存率及び1か月後社会復帰率ともに年々増加傾向にあるが、住民による応急手当の実施は救命率及び社会復帰率の向上において重要であり、今後、一層の推進を図る必要がある。

3 救命の連鎖と住民の役割

我が国においては、平成3年から救急救命士制度ができ、救命効果の向上のために処置範囲の拡大が図られてきた。救急救命士は一定の条件の下で、AEDを用いた電気ショックや二次救命処置を業務として実施することができるが、特に平成15年4月からは心停止の傷病者に対して、直接の医師の指示がなくても、包括的指示下で、AEDを迅速に使用できるようになり、このことによって更に救命効果が向上し、成果を上げてきた。

心停止の傷病者や、その危機にひんしている傷病者を救命し、社会復帰に導くために必要な一連の行いを「救命の連鎖」という。

「救命の連鎖」は、［心停止の予防］［早期認識と通報］［一次救命処置（心肺蘇生とAED）］［二次救命処置と心拍再開後の集中治療］の四つの輪で成り立っており、この四つの輪が途切れることなくすばやくつながることで救命効果が高まる（図1-1）。「救命の連鎖」の最初の三つの輪は、その場に居合わせた人（住民）により行われることが期待されている。住民により心肺蘇生が行われた方が行われなかったときより生存率が高く、住民がAEDを使用した電気ショックを行った方が、生存率や社会復帰率が高いことが明らかになっている。

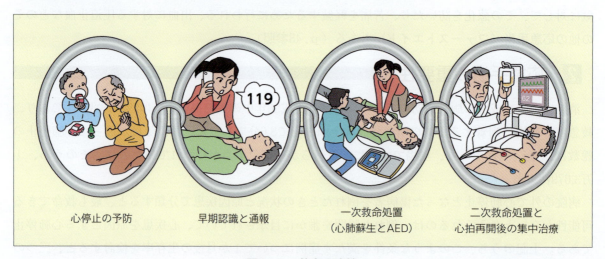

図1-1　救命の連鎖

(1) 心停止の予防

一つ目の輪の「心停止の予防」とは、様々な傷病による突然の心停止を未然に防ぐことである。すなわち心臓や呼吸が止まってしまった場合の救命処置も大切であるが、未然に防ぐことが何よりも大事である。子どもでは、けがや溺水、窒息などによる不慮の事故を防ぐことが重要であり、突然死の多くは日常生活の中で注意することで予防できるものである。

成人では、急性心筋梗塞や脳卒中が突然の心停止の主な原因である。これらは、生活習慣病とも呼

ばれており、生活習慣の改善でその発症のリスクを低下させることもできるが、「救命の連鎖」における心停止の予防とは、急性心筋梗塞や脳卒中に見られる初期症状に気付き、一刻でも早く救急車を呼ぶことである。これによって、心停止になる前に病院での治療を開始することができるようになる。

また、我が国では高齢者の窒息、入浴中の事故、熱中症なども重要な原因であり、これらの予防をすることも重要である。さらに、運動中における突然死の予防も強く望まれる。

(2) 心停止の早期認識と通報

二つ目の輪は「早期認識と通報」である。心停止を早期に認識するためには、突然倒れた人や反応のない人を見たら、直ちに心停止を疑うことが大切である。心停止かもしれない状態の人を見かけたら大声で応援を呼び、119番通報とAEDの手配を依頼し、AEDや救急隊が少しでも早く到着するように行動する。

また、心肺蘇生のやり方が分からなかったり、やり方を忘れてしまった場合でも、119番通報の電話を通じて心肺蘇生などの指導を受けることができる（口頭指導）。119番通報を行う際は、落ち着いて、通信指令員の問いかけに応じて傷病者の状態を簡潔に伝えるようにする。

(3) 一次救命処置（心肺蘇生とAED）

三つ目の輪の「一次救命処置（心肺蘇生とAED）」とは、心肺蘇生とAEDの使用によって、心臓の動きを取り戻すことである。

心肺蘇生とは、「胸骨圧迫」と「人工呼吸」によって、止まってしまった心臓と呼吸の働きを助ける方法である。

心臓が止まると15秒以内に意識がなくなり、3～4分以上そのままの状態が続くと、脳は回復することが困難となる。心臓が止まっている間、心肺蘇生によって脳や心臓に血液を送り続けることがAEDの効果を高めるとともに、心臓の動きが戻った後に後遺症を残さないためにも重要である。

心臓が突然止まるのは、心臓がブルブルと細かく震える「心室細動」によって生じることが多く、できるだけ早く心臓に電気ショックを与え、心臓の震えを取り除くこと（「除細動」という。）が重要である。AEDとは、この電気ショックを行うための機器である。コンピュータが自動的に心室細動かどうかを調べ、電気ショックの必要の有無を判断し、必要な場合は音声メッセージで電気ショックを指示されるので、一般の人でも簡単に操作することができる。

心室細動になってから電気ショックを行うまでの時間が遅れるごとに、社会復帰のチャンスが低下することが知られており、住民により目撃された突然の心停止のうち、救急隊が到着するまで電気ショックが実施されなかった場合の1か月後の社会復帰率は18.9％であるが、救急隊が到着するまでの間に住民が電気ショックを行った場合は約2.3倍の43.3％であった。このように、傷病者の命を救うためには早い除細動が重要である（図1-2）。

(4) 二次救命処置と心拍再開後の集中治療

四つ目の輪は、救急救命士や医師が、薬や器具などを使用して処置を行い、電気ショックだ

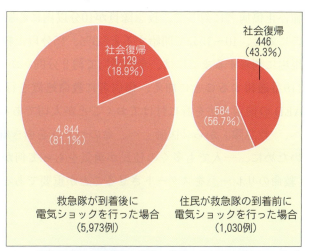

消防庁『平成27年版　救急・救助の現況』に基づいて作成

図1-2　電気ショックを救急隊が行った場合と住民が行った場合の1か月後の社会復帰率

けでは戻らない際でも心臓の動きを取り戻すことである。そして、心臓の動きを取り戻すことができたら、専門家による集中治療により後遺症を減らして社会復帰を目指す。

4 心停止と119番通報

突然、心臓や呼吸が止まってしまった場合、救命処置の開始が遅れるにつれて、命を助けることは急速に困難となる。1分どころか1秒でも早い応急手当の開始が重要である。

図1-3はスウェーデンにおける研究の結果である。点線で示されているのは、救急車が来るまで何もしなかった場合の時間経過と命が助かる可能性である。実線で示されているのは、居合わせた人が救命処置をした場合の時間経過と命が助かる可能性である。いずれも、命が助かる可能性は、その後約10分の間に急激に少なくなっていることが分かる。したがって、まず必要なことは「すぐに119番通報する」ことであり、119番通報が早ければ早いほど、救急隊が早く到着し、病院に着くまでの間、救急隊員による処置を受けることができる。

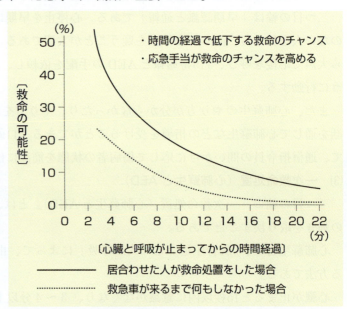

Holmberg M ; Effect of bystander cardiopulmonary resuscitation in out-of-hospital cardiac arrest patients in Sweden. Resuscitation 2000 ; 47(1)59-70. から一部改変

図1-3

また、救急車が来るまで手をこまねいていて何もしないでいると、命が助かる可能性は10分後には10％以下まで減少しているのに対して、居合わせた人が救命処置をした場合には、まだ20％近くまで保たれていることが分かる。したがって、そばに居合わせた人が救命処置を行うことは「すぐに119番通報する」ことと同様に重要である。

消防庁の『平成27年版 救急・救助の現況』によれば、住民により目撃された心臓に原因のある心肺停止傷病者に対して、救急隊員が10分以内に心肺蘇生を開始した場合の社会復帰率が8.2％であるのに対し、10～15分で開始すると5.9％、15分以上経過してからだと2.1％に低下している。救急車が現場に到着するまでには、全国平均で約9分間かかっているので、そばに居合わせた住民は、直ちに119番通報することに加え、傷病者に救命処置を行い、命を助けることができるよう、心肺蘇生やAEDの使用方法を身に付けておくことが大切である。その場に居合わせた「住民」から「救急隊」へ、「救急隊」から「医師」へ、命のバトンを引き継ぐ「救命のリレー」（図1-4）を途切れさせないために、一人でも多くの住民が勇気をもって何か一つでも行動に移し、救命の第1走者として、「救命のリレー」をスタートさせることが重要である。

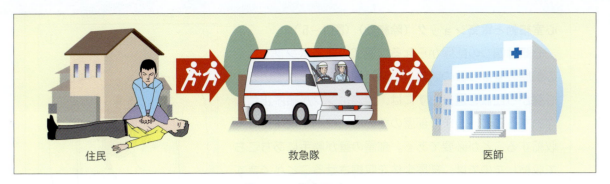

図1-4　救命のリレー

> **参　考**
>
> ●「救命の連鎖」と「救命のリレー」
> 　「救命の連鎖」は、傷病者の命を救い、社会復帰に導くために必要となる一連の行いを表し、「救命のリレー」は、それぞれの場面で、救命の担当者が役割を引き継ぐことの重要性を表している。

5　心疾患の増加とその意味するもの

　我が国の平成26年の人口動態統計によると、死因の第1位は悪性新生物、2位は心疾患、3位肺炎、4位脳血管疾患、5位老衰の順である。このなかで、心疾患による死亡者数は19万6,760人で増加傾向にあり、全死亡者に占める割合は15.5％に及んでいる。心疾患による死亡者の中でも、特に急性心筋梗塞などの虚血性心疾患による死亡者数が7万3,792人を占めている。食生活の変化などにより疾病構造が欧米化してきているので、心疾患による死亡は更に増える可能性は高い。米国では（人口は日本の約2倍）心疾患が死因の第1位であり、年間150万人が急性心筋梗塞になるといわれており、そのうち50万人が死亡し、その半数は発症後1時間以内の死亡であるといわれている。そして、目撃者がいた場合の心疾患傷病者の心停止の心電図を見てみると、心室細動という電気ショック（除細動）によって処置可能なリズムであることが多いことが分かっている。我が国においても、消防庁の『平成27年版　救急・救助の現況』によれば、平成26年中に救急搬送された心臓に原因のある心肺停止傷病者は7万6,141人であるが、その多くは急性心筋梗塞などの虚血性心疾患によるものと考えられる。住民によって目撃された心肺停止傷病者の中で、社会復帰するまで回復したものは、心臓に原因のあるものが1,972人で、それ以外の原因によるものの594人に比べて3倍以上である。このことは、心疾患の増加が見込まれる我が国においても、倒れてから1時間以内に亡くなってしまうような急性心筋梗塞が増えることと、その多くが電気ショックによって助かる可能性があることを意味しており、心疾患への対応のさらなる充実が望まれる。

心室細動と電気ショック（除細動）（図1-5）

心臓は四つの部屋からなる二連式の血液ポンプで、この部屋の壁は多数の筋肉（心筋）細胞で作られている。心臓から血液を送り出すには、血液ポンプが順序正しく作動すること、つまり部屋の壁の心筋細胞が規律正しく収縮することが必要である。部屋の壁が勝手にあちこちで収縮したのでは、部屋全体を収縮させることができずに、血液を送り出すことができない。心筋梗塞などで重い不整脈が生じると、一つひとつの心筋細胞自体はまだ収縮できるものの、全体が規律正しく収縮できずに勝手に動いてしまっている状態になり、心臓は血液を送り出せなくなる。このとき心臓を見るとブルブル震えているので、これを心室細動と呼んでいる（①）。この状態で電気ショックを与えると（②）、心筋細胞の勝手な動きを止め、規律正しい収縮に戻して血液を送り出せる状態にすることができる（③）。これを「細動を除く」こと、つまり除細動という。心室が異常に速く収縮してしまう状態（心室頻拍）も心臓が空回りして血液を送り出せなくなることがあるが、この場合にも除細動が有効である。

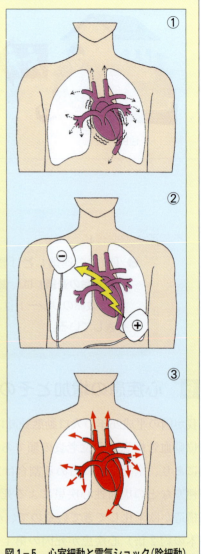

図1-5　心室細動と電気ショック（除細動）

6　世界における取り組み

欧米では、前述したように心疾患による死亡が非常に多いことから、救急医療における心筋梗塞への対策は我が国よりも進んでいた。心肺蘇生に関する考え方が国際的に統一されたのは、国際ガイドライン2000からであるが、その中で、AEDの使用を一次救命処置の中に含めたことも、このような取り組みの一つの現れと考えられる。2005年には国際蘇生連絡委員会から世界共通の「心肺蘇生に関わる科学的根拠と治療勧告コンセンサス」が発表され、これに基づき各国や地域がそれぞれの事情に合わせて最も効果的なガイドラインを作成することになった。我が国でも日本蘇生協議会（JRC）が設立され、2006年にアジア蘇生協議会の一員として国際蘇生連絡委員会に加盟して、世界と歩調を合わせて『JRC蘇生ガイドライン』が作成され、改訂をかさねるようになった。一方、市民による応急手当及び一次救命処置の標準テキストである『救急蘇生法の指針』も、このガイドラインに準拠して改訂される。主に住民を対象に行われる救急蘇生法の教育は、この指針に準拠することが求められているので、本書の内容もこの指針に沿って作成されている。

7 突然の心停止の予防

　突然の心停止に対して直ちに心肺蘇生を行えば、傷病者の命が助かることもまれではない。ただ、更に良いのは心停止に至る前にそれを防ぐことである。

　心停止は何の前触れもなく全く突然に生じることもあるが、前触れが見られることも少なくない。特に、急性心筋梗塞や脳卒中には特徴的な前触れが生じることも多く、それに早く気付いて心臓が止まる前に119番通報すれば、救命率を大きく向上させることが期待できる。それ以外にも成人や子どもの心停止には、それを未然に防ぐためにできることがある。

　したがって、応急手当の講習では、救命処置のみでなく突然の心停止を予防するための知識や方法について触れることもまた重要となる（その他の応急手当（ファーストエイド）（p.88）も参照）。

(1) 主に成人の心停止
　① 急性心筋梗塞
　　ア　急性心筋梗塞とは
　　　急性心筋梗塞とは、心筋に酸素や栄養を送る冠動脈が血の塊（血栓）で閉塞し血流が途絶え、心筋が虚血状態に陥り壊死する病気である。これにより心臓のポンプ機能が低下したり、致死性不整脈が引き起こされたりして生命に危機が生じる。急性心筋梗塞は、成人がある日突然死亡する主な原因の一つであり、我が国では年間3万9,000人近く（平成26年）が死亡している。
　　　急性心筋梗塞の危険因子（冠動脈危険因子）は動脈硬化を促進するものと同様であり、高血圧、糖尿病、脂質異常症（高脂血症）などの生活習慣病や、肥満、喫煙、ストレス、運動不足などが挙げられる。また、血縁者に急性心筋梗塞を起こした人がいるとリスクが高くなる。

　　イ　急性心筋梗塞の治療
　　　近年の急性心筋梗塞に対する治療法の進歩は目覚ましく、病院で早期に冠動脈再灌流療法と呼ばれる閉塞部を開通させる治療を受ければ、病前と同じ生活に戻れる可能性も高い。再開通までの時間は短いほど効果が高く、2時間以内に行うことが理想的である。そのため、急性心筋梗塞になった際には、一刻も早く医療機関を受診する必要がある。
　　　再灌流療法には、主に組織プラスミノーゲン・アクチベータ（t-PA）と呼ばれる冠動脈内の血栓を溶かす薬剤（血栓溶解剤）を静脈から投与する血栓溶解療法と、冠動脈の閉塞部をバルーンなどで拡張し、ステント（金属でできた筒状の医療器具）を挿入して血管を開通させるカテーテル治療、閉塞した血管を手術によりバイパスでつなぐ冠動脈バイパス術などがある。
　　　なお、急性心筋梗塞に似た言葉として、急性冠症候群がある。急性冠症候群には、冠動脈に血栓が生じ閉塞した心筋梗塞（ST上昇型心筋梗塞）、冠動脈には狭窄があるものの閉塞までには至っていない心筋梗塞（非ST上昇型心筋梗塞）、及び不安定狭心症が含まれる。また、心臓突然死も含んだ概念である。

　　ウ　主な症状
　　　急性心筋梗塞の典型的な症状は胸の痛みであるが、"重苦しい""締め付けられる""絞られる""焼け付くような感じ"などと表現されることも多い。症状の強さは個人差が大きく、特に高齢者や糖尿病患者では症状が軽い場合や分かりにくい場合が少なくない。また、背中、肩、両腕、上腹部などに不快感を訴えることもあり、筋肉痛、肩凝り、消化器症状などと勘違いされることもある。特に女性では、腕や肩に症状を認めることも多く、ほかにも歯や顎のうずく

感じを訴え歯科を受診したり、喉の苦しさなどの症状で耳鼻咽喉科を受診したりする人もいる。このため女性は専門的な治療の開始が遅れる傾向にあり、重症となり死亡する確率が男性より高い。

　このような症状のほかにも、冷汗、嘔気、嘔吐、呼吸苦などを伴うことが多く、これらは急性心筋梗塞を疑う重要な症状となる。

　エ　急性心筋梗塞を疑った場合の対応

　　前述のとおり、閉塞した血管の再灌流療法の実施は、早いほど効果が高く、2時間以内に行うことが理想的である。また、急性心筋梗塞による心停止は発症から1時間以内に発生することが多く、急性心筋梗塞を疑った場合は早期に119番通報が必要となる。急性心筋梗塞では、発症後落ち着いているように見えても状態が急に悪くなることがある。周りの者は、救急隊が到着するまでできるだけそばを離れないようにする。

② 脳卒中

　ア　脳卒中とは

　　脳卒中は、脳の血管の閉塞や破裂によって生じる病気で、脳梗塞、脳出血、くも膜下出血などがある。脳梗塞は、脳血管が閉塞し脳への血流が途絶えることにより、神経細胞が壊死する病気である。脳出血は、脳の中で血管が破れ脳内に出血（血腫）が生じることで脳細胞の一部が破壊される病気である。くも膜下出血は、脳動脈に生じた瘤である脳動脈瘤などが破裂して、出血した血液が脳の表面に広がる病気である。脳卒中も、成人がある日突然死亡する主な原因の一つである。我が国では年間11万人余り（平成26年）が死亡している。

　　脳梗塞のおよそ3分の1は、心房細動などの不整脈に伴い心臓内に生じた血の塊が脳血管に詰まる心原性の脳塞栓症であり、その多くは重症である。

　　くも膜下出血の多くは脳動脈瘤の破裂によるものであるが、脳動脈瘤は、先天的に血管の壁が弱い人に発生することが多い。多くの脳動脈瘤は、破裂するまでは何も症状がなく、破裂して初めて分かることが多い。一度破裂した脳動脈瘤はその後も短期間でしばしば破裂を繰り返しそのたびに症状や予後が悪化する。

　イ　脳卒中の治療

　　脳卒中に対する治療も、近年、着実に進歩している。

　　脳梗塞に対しては、発症後早期（およそ4.5時間以内）に、血栓を溶かす薬（栓溶解薬）である組織プラスミノーゲン・アクチベータ（t-PA）を投与することで、後遺症の軽減が期待できる。脳出血は、多くの場合、著しい高血圧となり出血が増加するので、緊急に血圧を下げる内科的な治療が行われる。時に外科手術も必要となる。くも膜下出血に対しては、一度自然に止血した脳動脈瘤の再破裂を予防するために、早期に、血管の中から破裂した動脈瘤を塞ぐ治療（血管内治療）か、開頭による外科的手術が必要となることが多い。

　　どの脳卒中であっても、病院での早期の診療が救命や後遺症の軽減に欠かせない。

　ウ　主な症状

　　脳梗塞や脳出血では、四肢（多くは左右のどちらか）の脱力（力が入らない）、しびれ、ろれつ障害、目が見えにくい、ものが二重に見える、めまいなどの症状が急に出現する。重症の場合は、意識障害や昏睡状態に陥る。脳梗塞では痛みを訴えることはまれであり、本人や周りの者は深刻な事態であると認識せずに病院での受診が遅れることも多い。

くも膜下出血では、生まれて初めて経験するほどの激しい頭痛が突然生じるのが典型的な症状である。突然意識を失った後、気が付いてから頭痛を訴えることもある。

エ　前駆症状

脳卒中の一部には、前触れの症状（前駆症状）が出現する。この前駆症状を見逃さないことが重要である。

脳梗塞の前駆症状には、一過性脳虚血発作（transient ischemic attack：TIA）がある。TIAでは、脳梗塞で見られる症状が一度出現するも、多くが2～15分程度で自然と消失する。TIAを起こした傷病者の15～20％は90日以内に脳卒中を発症し、脳梗塞の半数は発症前48時間以内にTIAを起こしている。そのため、この前駆症状で病院に行き、治療を開始することが重要である。これにより脳梗塞の発症を大幅に減らすことができる。

くも膜下出血では、前駆症状として、頭痛、意識障害、めまい、悪心、嘔吐、まぶたが下がる、ものが二重に見えるなどの症状が知られている。しかしながら、これらの前駆症状は医師でも見逃しやすいもので、発症後に前駆症状であったことに気が付くことも多い。

オ　脳卒中を疑った場合の対応

脳卒中を疑う症状を認めた場合、ためらわずに119番通報する。本人はしばしば救急車の要請を遠慮するが、周囲の者は説得し通報を急ぐ。到着した救急隊が脳卒中の疑いが強いと判断すれば、脳卒中に対応できる病院を選定し連絡することで病院側も傷病者の到着前に治療の準備を開始することができる。

③　お風呂での心停止

成人に発生するお風呂での心停止の多くは、心筋梗塞や脳卒中などの病気が原因で生じている。特に冬は浴室と湯船の中の温度差が大きくなり、夏季の10倍ほども心停止の発生頻度が高くなる。お風呂での心停止を防ぐための工夫として、冬季は浴室、脱衣場などをあらかじめ温めておくこと、飲酒後や睡眠薬などを服用した後の入浴は避けること、長時間の入浴や熱いお湯への入浴は避けること、脱水にならないように入浴前や入浴中に小まめに水分をとること、浴室内の様子を家族などが感じることができる工夫をすることなどが挙げられる。これらは特に高齢者や心臓病の既往がある人に重要なものとなる。

(2) 主に子どもの心停止

①　不慮の事故

子どもでは、交通事故などの外傷、溺水、窒息などの不慮の事故の予防が重要で効果的である。自動車でのチャイルドシートやシートベルトの使用、自転車の乗車中やスポーツでのヘルメットの着用、水の事故への注意（一人での水遊びの禁止、ボート遊びなどでのライフジャケットの着用、浴室での溺水対策など）などがそれである。小さな子どもの手の届くところに口に入る大きさのものを置かないことや、中毒の原因となるような薬品や洗剤を放置しないなどの配慮も事故防止となる。

②　学校心臓検診

子どもや若年成人の不整脈による突然死の予防には、小学校、中学校、高等学校での学校心臓検診による心電図異常の発見が効果を発揮している。ただし、そこで異常を捉えられないこともあり、動悸や失神がある場合や、家族等に心臓突然死を起こした人がいる場合には、心臓突然死の危険を評価するために専門的な医療機関の受診が推奨されている。

③ 乳幼児突然死症候群

乳幼児突然死症候群（sudden infant death syndrome：SIDS）は、子どもの突然死の原因の一つとして知られている。家族の喫煙、子どものうつぶせ寝が危険因子とされている。

(3) 共通する心停止

① 窒息

窒息による死亡は年々増加している。乳幼児と高齢者に多い。食事中の窒息が最も多く、窒息を来しやすい食べ物を制限したり、それらを食べさせるときには細かく切るなどの配慮が時に必要となる。高齢者では、お餅、団子、こんにゃくなどに特に留意する。小さな子どもでは、それらのほかに、ピーナッツ、ブドウ、ミニトマトなどの危険性が知られている。また、手の届くところに口に入る大きさのものを置かないことや、歩いたり寝転がったりしながら物を食べさせないことも事故の防止に有効である。

② 運動中の心停止

運動中の心停止は、周りの者が気付くことが多く、またAEDによる電気ショックが有効なことも多いため、適切に対応すれば救命できることも多い。学校内での心停止の80％以上が運動中に生じており、成人ではマラソン、ジョギング、サイクリングなどで発生している。ゴルフやゲートボール中の急性心筋梗塞による心停止もよく知られている。

運動中の心停止の特別なものに「心臓震盪」がある。これは、前胸部（胸骨周辺）へボールなどがぶつかった衝撃を原因として致死性の不整脈が生じ、心停止になるものである。若い男性に多く、野球、ソフトボール、サッカーなどで発生している。これを防ぐために胸部プロテクターを用いることもある。

運動中の心停止へ適切に対応するために、運動の場の管理者にはAEDの設置と教職員やスタッフへの一次救命処置の講習の実施が求められる。

第2章
応急手当普及啓発制度

　消防庁においては、市町村の消防機関の行う住民に対する応急手当の普及啓発活動について、正しい知識と技術の普及に資するべく平成5年3月に「応急手当の普及啓発活動の推進に関する実施要綱」を制定し、これに基づいて全国の消防機関では、住民に対する心肺蘇生法等の実技指導を中心とした応急手当普及講習の実施や、指導者の養成を図っている。

1 応急手当普及講習の種類

　住民に対する応急手当普及講習の種類には、「普通救命講習Ⅰ」「普通救命講習Ⅱ」「普通救命講習Ⅲ」「上級救命講習」「救命入門コース」の5種類がある。

- 「普通救命講習Ⅰ」は、応急手当の重要性のほか、心肺蘇生法に加えて、大出血時の止血法を指導する。
- 「普通救命講習Ⅱ」は、厚生労働省により非医療従事者による自動体外式除細動器（Automated External Defibrillator：AED）の使用が可能であるとの見解が示された（平成16年7月1日）ことを受け、業務の内容や活動領域の性格から一定の頻度で心停止者に対し応急の対応をすることが期待、想定されている者を受講対象とした講習であり、「普通救命講習Ⅰ」の内容のほか、心肺蘇生法等に関する知識の確認や実技の評価等が加えられている。
- 「普通救命講習Ⅲ」は、小児・乳児・新生児に対する応急手当を学びたい人や小児・乳児・新生児に接する機会の多い人を受講対象としており、「普通救命講習Ⅰ」の普及内容を主に小児・乳児・新生児を対象として指導する。
- 「上級救命講習」は、「普通救命講習Ⅱ」「普通救命講習Ⅲ」の普及項目に加えて傷病者管理法・手当の要領・搬送法等を指導する。
- 「救命入門コース」は、住民に対する応急手当の導入講習として、受講対象者をおおむ

表1-1　応急手当の普及講習の種類

講習の種類	指導項目
普通救命講習Ⅰ （講習時間180分（注））	・応急手当の重要性 ・主に成人を対象とした心肺蘇生法 ・大出血時の止血法
普通救命講習Ⅱ （講習時間240分（注））	・応急手当の重要性 ・主に成人を対象とした心肺蘇生法 ※　受講対象者によっては、小児、乳児、新生児を対象とする。 ・大出血時の止血法 ・心肺蘇生法に関する知識の確認、実技の評価
普通救命講習Ⅲ （講習時間180分（注））	・応急手当の重要性 ・主に小児、乳児、新生児を対象とした心肺蘇生法 ・大出血時の止血法
上級救命講習 （講習時間480分（注））	・応急手当の重要性 ・成人、小児、乳児、新生児を対象とした心肺蘇生法 ・大出血時の止血法 ・心肺蘇生法に関する知識の確認、実技の評価 ・傷病者管理法、手当の要領、搬送法
救命入門コース （講習時間90分又は45分）	・応急手当の重要性 ・主に成人を対象とした心肺蘇生法 ※　反応の確認から胸骨圧迫まで、AEDの使用方法含む。

（注）　訓練用資器材を充実させることで効果的な救命講習を行うことができ、講習の質を確保できる場合は、各消防本部の判断により時間短縮を可能とする。

ね10歳以上とし、胸骨圧迫及びAEDの取扱いを主な普及項目として指導する。

なお、救命入門コースにおいて訓練用資器材を充実できる場合には、講習時間を45分とするコースが平成28年4月から追加された。

各応急手当普及講習の講習時間と指導項目は、表1-1のとおりである。

また、本書におけるAEDの操作等を含めた心肺蘇生法に関する内容については、ILCOR（国際蘇生連絡委員会）のCoSTR（心肺蘇生に関わる科学的根拠と治療勧告コンセンサス）に基づき、2016年2月に日本蘇生協議会（JRC）から示された『JRC蘇生ガイドライン2015』に基づく『改訂5版救急蘇生法の指針2015（市民用・解説編）』に準拠している。

普通救命講習Iの具体的な普及項目は表1-2のとおりである。

表1-2　普通救命講習I

項目		細目	指導内容	時間(分)
応急手当の重要性		応急手当の目的・必要性（心停止の予防等を含む）等	○救急車到着までの応急手当の必要性 ○救命の連鎖　○悪化防止　○苦痛の軽減 ○自主救護の必要性　○他人を救うことが自分を救う ○心停止の予防等の必要性	15
救命に必要な応急手当（主に成人に対する方法）	心肺蘇生法	基本的心肺蘇生法（実技）	反応の確認、通報	○安全の確認 ○反応の確認 ○119番通報とAEDの手配等	165
			胸骨圧迫要領	○成人を対象として実施する。	
			気道確保要領	○頭部後屈顎先挙上法　○回復体位	
			口対口人工呼吸法	○成人を対象として実施する。 ○感染防止の意義	
			シナリオに対応した心肺蘇生法	○シナリオを使用した心肺蘇生法の実施	
		AEDの使用法	AEDの使用方法（ビデオ等）	○AEDの使用方法について説明（ビデオ又はデモンストレーション）	
			指導者による使用法の呈示	○使用法についての実際の呈示	
			AEDの実技要領	○AED実施要領 ○成人を対象として実施する。	
		異物除去法	異物除去要領	○背部叩打法 ○腹部突き上げ法（反応があり気道異物が強く疑われる場合） ○反応がなくなった場合の対応	
		効果確認	心肺蘇生法の効果確認	○実技（心肺蘇生：救助者が一人の場合）	
	止血法		直接圧迫止血法	○圧迫点　○圧迫要領　○感染防止	
合計時間					180

普通救命講習Ⅱの具体的な普及項目は表1-3のとおりである。

表1-3　普通救命講習Ⅱ

項目		細目	指導内容	時間(分)
応急手当の重要性		応急手当の目的・必要性（心停止の予防等を含む）等	○救急車到着までの応急手当の必要性 ○救命の連鎖　○悪化防止　○苦痛の軽減 ○自主救護の必要性　○他人を救うことが自分を救う ○心停止の予防等の必要性	15
救命に必要な応急手当（主に成人に対する方法）	心肺蘇生法	反応の確認、通報	○安全の確認 ○反応の確認 ○119番通報とAEDの手配等	165
	基本的心肺蘇生法（実技）	胸骨圧迫要領	○成人を対象として実施する。 ○受講者によっては、小児、乳児、新生児に対する方法も実施する。	
		気道確保要領	○頭部後屈顎先挙上法　○回復体位	
		口対口人工呼吸法	○成人を対象として実施する。 ○受講者によっては、小児、乳児、新生児に対する方法も実施する。 ○感染防止の意義	
		シナリオに対応した心肺蘇生法	○シナリオを使用した心肺蘇生法の実施	
	AEDの使用法	AEDの使用方法（ビデオ等）	○AEDの使用方法について説明（ビデオ又はデモンストレーション）	
		指導者による使用法の呈示	○使用法についての実際の呈示	
		AEDの実技要領	○AED実施要領 ○成人を対象として実施する。 ○受講者によっては、小児、乳児、新生児に対する方法も実施する。	
	異物除去法	異物除去要領	○背部叩打法 ○腹部突き上げ法（反応があり気道異物が強く疑われる場合） ○反応がなくなった場合の対応	
	効果確認	心肺蘇生法の効果確認	○実技（心肺蘇生：救助者が一人の場合）	
	止血法	直接圧迫止血法	○圧迫点　○圧迫要領　○感染防止	
心肺蘇生法に関する知識の確認（筆記試験）		知識の確認	○筆記試験による知識の確認	60
心肺蘇生法に関する実技の評価（実技試験）		シナリオを使用した実技の評価	○AEDの操作を含む実技の評価 ○成人を対象として実施する。 ○受講者によっては、小児、乳児、新生児に対する方法も実施する。	
合計時間				240

普通救命講習Ⅲの具体的な普及項目は表1-4のとおりである。

表1-4 普通救命講習Ⅲ

項　　目	細　　目	指導内容	時間(分)
応急手当の重要性	応急手当の目的・必要性（心停止の予防等を含む）等	○救急車到着までの応急手当の必要性 ○救命の連鎖　○悪化防止　○苦痛の軽減 ○自主救護の必要性　○他人を救うことが自分を救う ○心停止の予防等の必要性	15
救命に必要な応急手当（主に小児、乳児、新生児に対する方法） 心肺蘇生法	基本的心肺蘇生法（実技）／反応の確認、通報	○安全の確認 ○反応の確認 ○119番通報とAEDの手配等	165
	胸骨圧迫要領	○小児、乳児、新生児を対象として実施する。	
	気道確保要領	○頭部後屈顎先挙上法　○回復体位	
	口対口（口鼻）人工呼吸法	○小児、乳児、新生児を対象として実施する。 ○感染防止の意義	
	シナリオに対応した心肺蘇生法	○シナリオを使用した心肺蘇生法の実施	
	AEDの使用法／AEDの使用方法（ビデオ等）	○AEDの使用方法について説明（ビデオ又はデモンストレーション）	
	指導者による使用法の呈示	○使用法についての実際の呈示	
	AEDの実技要領	○AED実施要領 ○小児、乳児、新生児を対象として実施する。	
	異物除去法／異物除去要領	○小児を対象とした背部叩打法 ○小児を対象とした腹部突き上げ法（反応があり気道異物が強く疑われる場合） ○乳児、新生児を対象とした背部叩打法 ○乳児、新生児を対象とした胸部突き上げ法 ○反応がなくなった場合の対応	
	効果確認／心肺蘇生法の効果確認	○実技（心肺蘇生：救助者が一人の場合）	
止血法	直接圧迫止血法	○圧迫点　○圧迫要領　○感染防止	
合計時間			180

上級救命講習の具体的な普及項目は表1-5のとおりである。

表1-5　上級救命講習

項　目			細　目	指導内容	時間(分)
応急手当の重要性			応急手当の目的・必要性（心停止の予防等を含む）等	○救急車到着までの応急手当の必要性 ○救命の連鎖　○悪化防止　○苦痛の軽減 ○自主救護の必要性　○他人を救うことが自分を救う ○心停止の予防等の必要性	15
救命に必要な応急手当（成人、小児、乳児、新生児に対する方法）	心肺蘇生法	基本的心肺蘇生法（実技）	反応の確認、通報	○安全の確認　○反応の確認 ○119番通報とAEDの手配等	285
			胸骨圧迫要領	○成人、小児、乳児、新生児を対象として実施する。	
			気道確保要領	○頭部後屈顎先挙上法　○回復体位	
			口対口人工呼吸法	○成人、小児、乳児、新生児を対象として実施する。 ○感染防止の意義	
			シナリオに対応した心肺蘇生法	○シナリオを使用した心肺蘇生法の実施	
		AEDの使用法（成人に対する方法）	AEDの使用方法（ビデオ等）	○AEDの使用方法について説明（ビデオ又はデモンストレーション）	
			指導者による使用法の呈示	○使用法についての実際の呈示	
			AEDの実技要領	○AED実施要領 ○成人、小児、乳児、新生児を対象として実施する。	
		異物除去法	異物除去要領	○背部叩打法 ○腹部突き上げ法（反応があり気道異物が強く疑われる場合） ○反応がなくなった場合の対応	
		効果確認	心肺蘇生法の効果確認	○実技（心肺蘇生：救助者が一人の場合）	
	止血法		直接圧迫止血法	○圧迫点　○圧迫要領　○感染防止	
	心肺蘇生法に関する知識の確認（筆記試験）		知識の確認	○筆記試験による知識の確認	60
	心肺蘇生法に関する実技の評価（実技試験）		シナリオを使用した実技の評価	○AEDの操作を含む実技の評価 ○成人、小児、乳児、新生児を対象として実施する。	
その他の応急手当	傷病者管理法		保温法	○毛布1枚によるもの	120
			体位管理（回復体位とショック時の対応）	○仰臥位　○回復体位　○ショック時の対応	
	手当の要領		包帯法（三角巾等）	○鎖骨固定　○健側固定　○固定三角巾	
			副子固定法	○雑誌・段ボール・板　等を用いた固定	
			熱傷の手当	○冷却　○滅菌処置	
			熱中症への対応（予防を含む）	○熱中症の症状、予防対策、応急手当	
			その他の手当（用手による頸椎保護、溺水への対応等）	○けいれん、歯の損傷等	
	搬送法		搬送の方法（徒手搬送、毛布を使った搬送法、複数名で搬送する方法）	○支持搬送　○背負い搬送　○担架搬送	
			担架搬送法（担架搬送の基本事項）	○平坦地　○階段	
			応急担架作成法	○身の回りにあるもので実施する。	
合計時間					480

救命入門コースの具体的な普及項目は表1-6、表1-7のとおりである。

表1-6　救命入門コース（90分コース）

項　　目		細　　目	指導内容	時間(分)
応急手当の重要性		応急手当の目的・必要性（心停止の予防等を含む）等	○救急車到着までの応急手当の必要性 ○救命の連鎖　○悪化防止　○苦痛の軽減 ○自主救護の必要性　○他人を救うことが自分を救う ○心停止の予防等の必要性	90
救命に必要な応急手当（主に成人に対する方法）| 心肺蘇生法	基本的心肺蘇生法（実技）	反応の確認、通報	○安全の確認 ○反応の確認 ○119番通報とAEDの手配等	
^	^	^	胸骨圧迫要領	○成人を対象として実施する。	
^	^	^	気道確保要領（呈示又は体験）	○頭部後屈顎先挙上法の呈示又は体験	
^	^	^	口対口人工呼吸法（呈示又は体験）	○呈示又は体験 ○感染防止の意義	
^	^	^	シナリオに対応した反応の確認から胸骨圧迫まで	○シナリオを使用した心肺蘇生法の実施	
^	^	AEDの使用法	AEDの使用方法（口頭又はビデオ等）	○AEDの使用方法について説明（ビデオ又はデモンストレーション） ○使用法についての実際の呈示	
^	^	^	AEDの実技要領	○AED実施要領 ○成人を対象として実施する。	

表1-7　救命入門コース（45分コース）

項　　目		細　　目	指導内容	時間(分)
応急手当の重要性		応急手当の目的・必要性（心停止の予防等を含む）等	○救急車到着までの応急手当の必要性 ○救命の連鎖　○悪化防止　○苦痛の軽減 ○自主救護の必要性　○他人を救うことが自分を救う ○心停止の予防等の必要性	45
救命に必要な応急手当（主に成人に対する方法）| 心肺蘇生法	胸骨圧迫のみの心肺蘇生（実技）	反応の確認、通報	○安全の確認 ○反応の確認 ○119番通報とAEDの手配等	
^	^	^	胸骨圧迫要領	○成人を対象として実施する。	
^	^	AEDの使用法	AEDの使用方法（口頭又はビデオ等）	○AEDの使用方法について説明（ビデオ又はデモンストレーション） ○使用法についての実際の呈示	
^	^	^	AEDの実技要領	○AED実施要領 ○成人を対象として実施する。	

2　応急手当普及講習の対象者

　一人でも多くの住民が心肺蘇生等の応急手当を習得し実施に移すことができれば、救命事例が着実に増えていくものと期待される。消防庁『平成27年版 救急・救助の現況』によると、住民がAEDを使用し除細動を実施した傷病者は、心肺蘇生を実施しなかった場合と比較して、1か月後生存率が

約6.0倍、1か月後社会復帰率が約10.1倍高くなっている。

現在、我が国における応急手当の普及啓発については、様々な機関が独自に対象を設定してこれを行っているが、応急手当を住民に広く普及するためには、消防機関のみならず、これら各機関が連携・協力し、できる範囲でそれぞれの啓発を推進していくことが必要である。

消防機関では、今後とも様々な住民に対し応急手当の普及啓発に努めていく必要があり、当面は、特に自主防災組織（女性防災組織を含む。）や公衆の出入りする事業所、施設等の防火・防災等に携わる者に対し、普及啓発活動を行うことが望ましい。

［例］
① 自主防災組織（女性防災組織を含む。）の指導者、防火・防災に携わる防火管理者・防災管理者等
② 少年消防クラブ、各種スポーツの指導員
③ 民生委員、ホームヘルパー等の福祉関係者
④ 安全衛生管理者、酸素欠乏危険作業主任者等の職場安全関係者
⑤ 教職員、学生、生徒等
⑥ 保育士や幼稚園教職員、小児の保護者など日常的に小児に接する者
⑦ 消防機関の行う応急手当の講習会の受講を希望する者

特に地域住民の防災リーダーである自主防災組織の指導者等が応急手当を習得することにより、広く地域住民が応急手当の必要性を理解する効果を期待できる。

また、遊園地等のレジャー施設、大規模物品販売店舗、旅館・ホテル、福祉施設、鉄道・バス会社、大規模工場、旅行会社、AEDが設置してある施設、事業所、警備会社等の業種の従業員については、特に重点的に応急手当を普及すべきである。さらには、後で述べるように応急手当普及員を養成し、それらの事業所内で自ら応急手当の普及啓発を行うことにより、全ての従業員等に対して応急手当を習得させることが望ましい。

3 応急手当普及員、指導員

(1) 応急手当普及員

応急手当の普及啓発活動の推進に当たって、消防機関は自ら普通救命講習を実施するほか、応急手当普及員の養成を図っている。

応急手当普及員は、主として自主防災に関する組織、その他の消防防災に関する組織又は不特定多数の住民の出入りする事業所の要請に応じて、その防災組織等の構成員や事業所の従業員に対して応急手当の普及指導に従事する。普通救命講習の指導に当たっては、講習内容、講習方法等について、消防本部の助言・指導を受けることが望ましい。

なお、応急手当普及員は、基礎的な知識・技能や指導要領の講習内容を含んだ、消防機関の実施する24時間の応急手当普及員講習を修了した者（救急救命士又は消防機関に在職していた者については、講習が免除される場合がある。）、その他同等以上の知識、技能を有する者が消防長から認定される。

また、現に教員職にある者に対する応急手当普及員講習については、講習の質を確保するものであれば、講習時間を短縮し実施することも可能とされている。

住民が応急手当普及員になるために受講しなければならない具体的な項目は表1-8のとおりである。

表1-8 応急手当普及員講習（Ⅰ）

項　　目		時間(分)	
基礎的な知識技能	基礎知識（講義）	120	540
	救命に必要な応急手当の基礎実技	240	
	その他の応急手当の基礎実技	180	
指導要領	基礎医学・資器材の取扱い要領・指導技法	300	780
	救命に必要な応急手当の指導要領 ［心肺蘇生法に関する知識の確認（筆記試験）、心肺蘇生法の指導に関する実技の評価（実技試験）を含む］	360	
	各種手当の組み合わせ・応用の指導要領	120	
効果測定・指導内容に関する質疑への対応		120	
合計時間		1,440	

（注）
- 「基礎知識（講義）」とは、応急手当指導員（普及員）認定制度、応急手当の重要性、応急手当の対象者等に関する知識を意味する。
- 「基礎医学」とは、解剖・生理学、感染防止を意味する。
- 「救命に必要な応急手当」とは、心肺蘇生法、止血法（感染防止を含む）を意味する。
- 「その他の応急手当」とは、傷病者管理法、手当の要領、搬送法を意味する。

(2) 応急手当指導員

　消防機関の行う普通救命講習又は上級救命講習の指導は、応急手当指導員が当たる。

　応急手当指導員については、基礎的な知識・技能や指導要領の講習内容を含んだ、消防機関の実施する講習を以下のいずれかに該当する者が修了し適任と認められた場合、消防長から認定される。救急救命士、救急隊員の資格を有する者、消防機関在職中に救急隊員の資格を有していた者は8時間の講習（救急救命士又は救急隊員については、講習が免除される場合がある。）、消防職員（応急手当の普及業務に関し、消防職員と同等以上の知識及び技能を有すると消防長が認める消防団員を含む。）又は消防職員であった者は24時間の講習、応急手当普及員は16時間の講習を修了した場合、その他以上の者と同等以上の知識、技能を有すると消防長が認める者となっている。

(3) 応急手当普及員・応急手当指導員の認定

　応急手当普及員・応急手当指導員として消防長から認定されたときは、認定証が交付される。その認定証の有効期限は3年である。ただし、再講習を受講することにより更に3年間有効となる。また、応急手当普及員及び応急手当指導員は、住民に対する普及講習が計画的、効果的に行えるよう、応急手当に関する知識・技術及び指導方法等について救急医療の進歩に合わせた指導ができるよう常に研鑽に努めなければならない。

　なお、他の地域で応急手当普及員又は応急手当指導員の認定を受けた者の取り扱いについては、認定を受けた講習が消防庁の実施要綱に基づく講習であれば、当該消防本部が認定したものとみなすことができるとされている。

(4) 応急手当普及員・応急手当指導員の心構え

　応急手当普及員・応急手当指導員は、応急手当の普及指導に際し、次の事項に留意しながら常に自信を持って指導できるよう心掛けておくものとする。

　ア　救急業務、応急手当技能について内容を正しく認識し、理解しておくこと。

　イ　消防機関に勤務していた者については、救急活動実務経験等から得た知識・技術や事例を有効に活用し、効果的に普及指導を行うこと。

ウ　指導技法や話術等の向上を図り、理解されやすいように常に創意工夫すること。
　エ　常に自己評価を行い、以後の指導内容の改善に努めること。
　オ　展示（デモンストレーション。以下展示）技術の錬磨に努め、正しい技術を指導発揮できるようにすること。
　カ　指導時に質問された内容は、明確に回答できるようにしておくこと。
　キ　指導技法をしっかり身に付け、自信を持って指導すること。

(5) 指導上の留意事項

　応急手当普及員・応急手当指導員及び指導員等の補助に当たる者は、次の事項に留意し、常に効果的な普及ができるように努めるものとする。
　ア　熱意と誠実心を持って対応し、常に好印象を与えるように努めること。
　イ　指導者として言動・接遇には十分配慮すること。
　ウ　常に指導者として節度を保持し、機敏な動作により対応すること。
　エ　指導内容は、常に必要性や目的を明確にした上で指導手順に従い普及を行うこと。
　オ　対象者に応じた資器材・教材等を準備し、計画した時間内で対応すること。
　カ　専門用語の使用は努めて避け、対象者に応じた分かりやすい内容とし、実技及び実習を主体とした普及を行うこと。
　キ　経験した事例があれば取り入れ、対象者に身近な問題として認識させ、要領・手順は具体的に示すこと。
　ク　受講者からの質問でその場で回答ができないものについては、後日（刻）誠意を持って回答すること。

4　普通救命講習修了者等への修了証の交付

　消防長は、応急手当指導員が指導した普通救命講習Ⅰ・Ⅱ・Ⅲ又は上級救命講習を修了した者に対し、消防長名の修了証を交付する。（様式1・2・3・4参照）
　また、消防長は、救命入門コースに参加した者に対し、参加証を発行することができる。（様式5参照）

様式1　普通救命講習Ⅰ修了証の様式

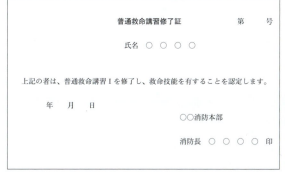
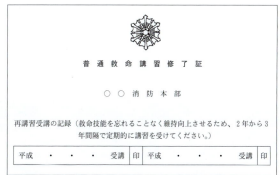

認定証の大きさは縦54mm横86mmとする。

様式2　普通救命講習Ⅱ修了証の様式

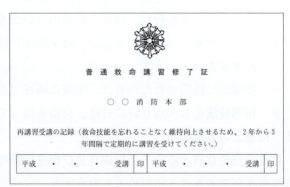

認定証の大きさは縦54mm横86mmとする。

様式3　普通救命講習Ⅲ修了証の様式

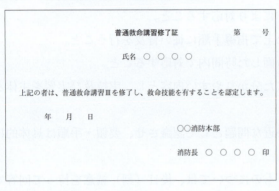
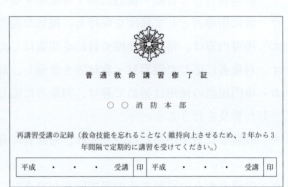

認定証の大きさは縦54mm横86mmとする。

様式4　上級救命講習修了証の様式

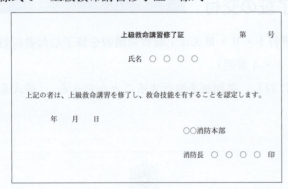
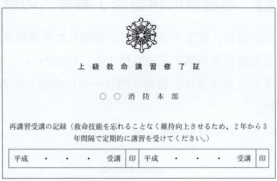

認定証の大きさは縦54mm横86mmとする。

様式5　救命入門コースの参加証様式

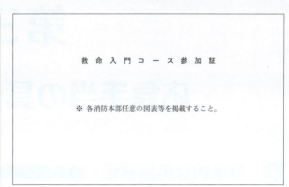

参加証の大きさは縦54mm横86mmとする。

　また、消防長は、応急手当普及員から申請があった場合は、その応急手当普及員が指導する普通救命講習を修了した者に対し、消防長名と応急手当普及員名を併記した修了証を発行することができる。（様式6参照）

様式6　応急手当普及員の発行する普通救命講習修了証Ⅰの様式

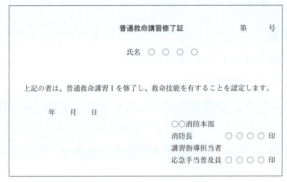
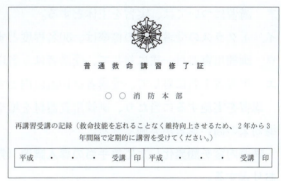

認定証の大きさは縦54mm横86mmとする。

第3章
応急手当の具体的指導要領

1　標準的な実施要領

　より多くのバイスタンダーを育成し、心肺蘇生の裾野を広げて、バイスタンダーによる蘇生の実施率を増加させるためには、より多くの住民に救命講習を受講してもらう必要がある。時間的な制約や年齢などのため、従来型の講習への参加が難しい場合があるので、講習内容を簡素化し、胸骨圧迫とAEDの使用法を中心とした応急手当の導入講習（救命入門コース）を設定する。

⑴　普通救命講習Ⅰ・Ⅱ・Ⅲ及び上級救命講習の標準的な実施要領は、以下のとおりとする。
　ア　講習については、実習を主体とする。
　イ　1クラスの受講者数の標準は、30名程度とする。
　ウ　訓練用資器材一式に対して、受講者は5名以内とすることが望ましい。
　エ　指導者1名に対して、受講者は10名以内とすることが望ましい。
　講習を実施するに当たり、訓練用資器材を増やしたり、指導者を増員したりすることで、より指導効果の高い講習が実施できる。

⑵　講習内容を簡素化した応急手当の導入講習（救命入門コース）の標準的な実施要領は、以下のとおりとする。
　ア　講習については、実習を主体とする。
　イ　訓練用資器材一式に対して、受講者は90分コースでは5名以内、45分コースでは2名以内とすることが望ましい。
　ウ　指導者1名に対して、受講者は10名以内とすることが望ましい。
　講習を実施するに当たり、訓練用資器材を増やしたり、指導者を増員したりすることで、より指導効果の高い講習が実施できる。

2　救命講習の新たな実施方法

　救命講習を実施するに当たり、e－ラーニング（電子学習）による事前学習を併用した方法や、ビデオやコンピュータを活用して視聴覚教材と同時に実技訓練を行う方法は、従来型の講習と同等の学習効果が得られることが知られている。胸骨圧迫訓練時には、圧迫のテンポ、圧迫の深さ、圧迫の解除、手の位置について直接的なフィードバックをリアルタイムに提供できる器具（以下「即時フィードバック器具」という。：p.154参照）を用いると有用であることも知られている。これらの準備ができていれば救命講習の新たな実施方法として採用してよい。

⑴　e－ラーニング（電子学習）を活用した救命講習の実施方法
　インターネットやコンピュータ上で救命講習の座学部分（60分）を受講し、おおむね1か月以内に実技を中心としたカリキュラムの残りの時間の講習（実技救命講習）を受講すれば、普通救命講習を

修了したものと認定される。e－ラーニングでは、学習の最後にテストを行い、実技講習時に結果の提出を求め、成績に一定の基準を設けることで受講者の学習意欲を高める方法となり得る。実技救命講習の標準的な実施要領は、以下のとおりとする。

　ア　講習については、実習を主体とする。
　イ　1クラスの受講者数の標準は、30名程度とする。
　ウ　訓練用資器材一式に対して受講者は、5名以内とすることが望ましい。
　エ　指導者1名に対して受講者は、10名以内とすることが望ましい。

　講習を実施するに当たり、訓練用資器材を増やしたり、指導者を増員したりすることで、より指導効果の高い講習が実施できる。

(2)　時間の分割による救命講習の実施方法

　長時間の講習になかなか参加しにくく、短時間の講習を求める住民の声に対し、救命入門コースの設定以外にも、従来型の救命講習の時間やカリキュラムを分割して開催する方法や、訓練用資器材数や指導者数を増やして受講者の実技体験機会を増やす方法などがある。例えば、普通救命講習の内容を分割して講習を開催し、分割した内容を全て受講すれば修了証を発行してよい。一連の講習はおおむね1か月以内に行うことが望ましい。

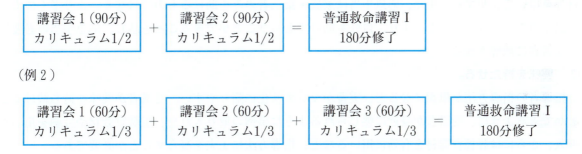

　分割による講習開催時の標準的な実施要領は、各救命講習の実施要領に従う。

　救命入門コースの受講者を対象に、ステップアップを兼ねた実技救命講習を追加で行い、普通救命講習Ⅰの修了証を発行することも可能である。この場合の追加実技救命講習は、e－ラーニングを併用した実技救命講習（p.33参照）で実施する実技救命講習の実施要領に準じ、救命入門コース受講後おおむね12か月以内に行う。

(3)　視聴覚教材を活用し受講者の実技体験機会を増やした救命講習の紹介

　指導者による直接の指導を減らし、視聴覚教材を見ながら短時間の実習を同時に実施する方法も、実施方法として有効であることが知られている。訓練用資器材を充実させることによって、受講者一人ひとりが訓練用資器材に接する時間が増えて効果的な講習を行うことができれば、各消防本部の判断により講習時間を短縮することも可能である。

(4)　即時フィードバック器具を用いた胸骨圧迫訓練の紹介

　有効な胸骨圧迫を習得するためには、実際に行われている胸骨圧迫を測定し、ガイドラインで示された有効な胸骨圧迫が実施できているかどうかを、その場で評価して修正することが必要である。胸骨圧迫の測定は、すでに使用している蘇生訓練用人形に簡易測定機能が組み込まれていれば活用する。最新の機器では、蘇生訓練用人形と電子端末がセットになり、即時に評価結果を画面に表示するものや、従来の蘇生訓練用人形に外付けで計測装置を取り付け、コンピュータで即時に評価して音声で指

示するものなどがあり、具体的な指導に役立つ。機器を用いることができない場合は、音楽やメトロノームによるガイダンスも圧迫のテンポ改善のために有用であるため、活用する。

3 指導の原則

　応急手当を指導するに当たり、大目標は「受講者が実際の現場で応急手当を実施すること」であり、さらに「応急手当の実施により傷病者が救命されること」である。講習会の実施回数や受講者を増やすことのみを目的化せず、上記の大目標を常に念頭において指導に当たりたい。
　指導者は、指導内容を十分に理解していることはもちろん、指導技術をしっかりと身に付け、自信を持って指導できるように事前準備をする。AEDトレーナーや視聴覚機器や即時フィードバック器具などは、事前に動作を確認しておく。訓練で即時フィードバック器具を用いることができない場合、指導者は機器で測定された正しい胸骨圧迫について、講習実施前に認知しておくことが望ましい。
　限られた講習時間内でより効果的な指導を行うには、受講者自らが学習しようとする自発的な意欲を持てるようにすることが大切であり、次のような点に留意する。

(1) **応急手当の必要性を訴える。**
　救命講習を受講する意義を常に意識することで学習効果を高めることができる。傷病者の周囲にいる者が1秒でも早く応急手当を施すことで救命のチャンスが増えることを図解（パネル）や視聴覚教材等を用いて説明する。また、応急手当は家族・第三者のみを助けるものではなく、より多くの人が応急手当を身に付けることにより、自分も助けてもらうことができることを話し、応急手当の必要性を受講者に理解させる。

(2) **興味を持たせる。**
　指導者の指導方法が単調になると、実習がマンネリ化に陥りやすい。受講者が興味を持ち続けることができるように、受講者が身近に感じられるような事例の取り入れや、視聴覚教材や寸劇を用いた導入、さらには各種資器材を有効に用いるなど、指導方法に工夫を凝らすことが必要である。

(3) **よい点をほめる。**
　通常、人は自分の行ったことに対してほめられたいものであり、また、ほめられることは、次の動作への意欲のステップとなるものである。そのためには、受講者が行った行為に対し何か推奨するところを見つけ、ほめることで実習に対して前向きな気持ちを引き出すことが必要である。

(4) **理解度を確認する。**
　指導に当たっては、限られた講習時間で多くの内容を伝えようとするあまり、独りよがりな指導にならないように留意する。講習時間内の要所要所で受講者の理解度を確認し、多くのことを伝えることよりも重要な内容を確実に理解してもらうことを優先して指導する。

(5) **実技を主体とする。**
　応急手当の指導においては、知識を伝えることよりも、実技を体験することで正しい技術を習得してもらうことに重点を置く。救命講習を実施する目標は、事故現場等においてより多くのバイスタンダーが傷病者の状態にあった手当を実施し、救命効果が上がることである。そのためには、受講者ができるだけ多くの実習を行い、体で覚えるように実技を主体とした指導を心掛ける。

(6) **安全に配慮する。**
　講習ではもちろん、実際の事故現場等においても救助者に重大な身体的有害事象が発生することはまれであるが、受講者の安全に配慮して体調等には最大限配慮し、講習中に胸痛や呼吸困難などの重

大な症状を感じたらすぐに中断するよう説明する。実際の応急手当の現場でも重大な症状を生じた救助者は救命処置の中断を考慮することも伝えておく。

4　具体的な指導

(1) 話の運び方

　話の運び方は、より効果的な指導を行う上で、最も留意すべきものである。単調な話、あまり身近でない話の運び方は、受講者を飽きさせる一因となり、貴重な講習時間を有効に使うことができなくなってしまうことになる。
　以下、円滑な話の運び方をするための構成と工夫の一例を挙げる。
　ア　冒頭でまず自己紹介をし、また、受講者の背景を知る。
　イ　これから担当する時間で伝える内容の項目を示す。
　ウ　一方的に話してしまわないように、時々、簡単な質問をする。
　エ　受講者の理解度を確認しながら話をする。
　オ　重要な点は度々強調する。
　カ　同じ接続詞を連続して使用しないように留意する（「それから」「あと」など）。
　キ　担当する時間の最後に伝えた内容のまとめを示す。
　ク　最後に質問を受け付ける。

(2) 指導の工夫

　指導者は、受講者が指導内容について興味を示し、維持できるよう効果的な指導に努めなければならない。
　ア　説明するときには、指導項目に即して具体的で適切な説明を心掛ける。
　イ　導入としてデモンストレーションや視聴覚教材を用いることで興味を引き付ける。
　ウ　正しい手技を説明するときに視聴覚教材を活用して手技を見やすくする。
　　　（視聴覚教材を見ながら同時に実技を行うような工夫をしてもよい。）
　エ　指導者からの説明は最小限とし、繰り返し実技を行えるようにする。
　オ　指導効果を上げるために、重要項目は反復して訓練する。

5　話し方

(1) 話し方の重要性

　指導者は、受講者が理解しやすいようにはっきりと分かりやすい話をしなければならない。指導効果を上げるためには、深い知識と技術とともに指導者が伝えようとする内容をいかに上手に話としてまとめるかが大切である。

(2) 話し方に影響するもの

　ア　指導者の性格
　　　指導者が指導内容を述べるということは、単に口先だけで行うものではなく、指導者の持っている能力を総合的に活用して行うことが重要である。また、人を形成している性格や次のようなものは指導者の話し方に重要な影響を与える。
　　・教養と常識
　　・指導内容に関する知識

- 声量
- ユーモア感覚

イ 準備

　指導者は、指導内容が順序よく受講者に伝えられるよう十分に事前準備を行わなければならない。これらの準備が不十分であれば話す内容が不明確となり自然に自信がなくなり、指導者が意図している内容の伝達と効果に支障を来すこととなる。

ウ 話し方の技術

　指導者は話をする場合、説教調や命令調になってはならない。また、ユーモアを取り入れすぎて漫談調になってもいけない。受講者の反応を見ながら適宜事例紹介やユーモアを取り入れ、受講者のペースで適度な間合いと話に強弱をつけながら話すことが必要である。

◆効果的な話し方

次のような方法を用いれば効果がある。

ア 注意を集める。

　受講者の注意が集まらないときに話を始めても無駄であり、指導者は、まず受講者の注意を引かなければならない。事例などがあれば、事例紹介を用いることもよいことである。

イ 受講者を見ながら話す。

　指導者は、話をするときは、受講者を全般に見渡しながら、受講者の目を見ながら話す。特に首を振って相づちを打ってくれる人は、指導者に対して強い味方である。

ウ 会話調で話す。

　指導者は、受講者に話し掛けるような口調にする。決して演説調や朗読調にならないように注意する。

エ 受講者と指導項目に関心を持つ。

　指導者が指導項目に関心を持って話せば、自然と相手方にもその熱意が伝わるものである。
　また、受講者の名前をできる限り覚えることが重要である。もし、できない場合は、席次表や名札を活用するとよい。

オ 受講者の意見に耳を傾ける。

　受講者からの意見は、どんなささいなことでも耳を傾け、一旦は受け止めること。このような受講者の意見は、相手方がどれくらい内容を把握しているかを知る上で特に重要である。

カ 神経質にならない。

　指導者は過度な神経質に陥らないように注意することが必要である。過度な神経質は指導に重大な影響を及ぼすので、特に初心の指導者はいかにして自分自身を統制するかを最初に学ぶことが大切である。

キ 声質

　十人十色と昔からいわれるように、声質も人それぞれ違ったものを持っている。高い声は遠くまで届くが、聞く者は疲れる。どちらかといえば、低めで落ち着いた調子の方が聞き手は楽である。

　指導者が、指導内容によって声の調子を変えることは非常に効果の上がるものである。したがって、指導者は、自分の声はどれくらいの調子が最もはっきりするかを確認しておくことが必要で

ある。
ク　声　量
　　声を張り上げて話をして声がかすれてきたことを経験したこともあるだろう。しかし、会場に見合った適当な声量で話をしなければ効果は上がらない。声量のない人は、マイクや拡声器を活用する等の工夫をする。
ケ　話の速度
　　話の速度は、受講者が理解しやすい速さでしなければならない。また、話の速度を変えることは、声量の場合と同じように極めて大切なことである。しかし、あまり速すぎると受講者の頭を混乱させることになり、逆にゆっくりしすぎるとイライラさせる結果となる。
コ　話の区切り
　　指導者は、話の区切りをはっきりさせる。受講者はその話の区切りで、それまでに話された意味を理解するものである。また、話には適度に「間」が必要である。
サ　発　音
　　方言は大して問題にならないが、発音ははっきりとさせる必要がある。というのは、「し」と「す」、「い」と「え」を反対に発音すると受講者は理解に苦しむ場合もあるからである。
　　また、指導する上において「専門用語」を使うときは、必ず解説をつけることを忘れてはならない。
シ　話し方の練習
　　指導者は、いつもよい話し方ができるように常に訓練をしなければならない。
　　話し方の練習は、日常会話、家族での団らん、さらにはテレビ等のニュース番組を活用してもできるものである。

6　レッスンプラン

(1) レッスンプランの必要性

　レッスンプランとは、指導者が受け持つ指導項目をどのように指導するのか、何を説明したらよいのか、どのような説明の仕方をしたらよいのか、指導項目によって何分くらいの時間配分をしたらよいのか、質問を投げ掛けるとしたらどのような質問がよいのか、また効果を上げるためにはどのような資器材を使ったらよいのか等を具体的に指導効果が上がるように作成するものである。

　したがって、指導者は指導に当たって必ずレッスンプランを作成し、事前に準備したプランを十分に活用し、効果的な指導ができるように努めなければならない。レッスンプランの例を表1-9～表1-16に示す。

　例1：普通救命講習Ⅰ：蘇生手順に沿ったレッスンプラン（表1-9）
　例2：普通救命講習Ⅰ：重点項目に沿ったレッスンプラン（表1-10）
　例3：普通救命講習Ⅰ：e-ラーニング（電子学習）を併用した実技救命講習（表1-11）
　例4：普通救命講習Ⅰ：2回の分割講習：蘇生手順に沿ったレッスンプラン（表1-12）
　例5：普通救命講習Ⅰ：視聴覚教材を用いた短時間講習（表1-13）
　例6：普通救命講習Ⅲ：蘇生手順に沿ったレッスンプラン（表1-14）
　例7：救命入門コース：蘇生手順に沿ったレッスンプラン（90分コース）（表1-15）
　例8：救命入門コース：胸骨圧迫のみのCPRとAEDの短時間講習（45分コース）（表1-16）

(2) レッスンプランの作成

よいレッスンプランを作るためには、まず指導者が自分で疑問を投げ掛けてみて、その疑問を解消していけば自然にできるものである。疑問の投げ掛け方は、次のとおりである。

ア　何を指導しようとしているのか。
イ　受講者の興味を喚起し参加度を高めるには、どのような指導項目を組み立てればよいのか。
ウ　時間配分はどうするのか。
エ　どのような資器材や事例が使えるのか。
オ　どのような質問を投げ掛けたらよいのか。
カ　指導の補助に当たる者は何人必要か。
キ　会場のレイアウトはどのようになっているのか。
ク　実技を効果的に行うには、どのようなやり方がよいのか。
ケ　結びやまとめをどのように入れるのか。

◆レッスンプランの構成要素

レッスンプランの内容を大別すると［導入］・［本論］・［まとめ］の3要素から構成されることとなるが、それぞれの項目の大要をまとめてみると次のようになる。

ア　導　入

導入は、指導する者が受講者の注意と興味を湧かせ、これから指導する内容に対する受け入れ態勢を準備させるために重要な部分である。つまり、導入は受講者の注意をそらせるような話や、興味本位だけの面白い話などであってはならず、受講者に合った実話等を話して、身近に応急手当を必要とする人々がいることを認識させる。

導入の段階で次のような事項を明確にしておかなければならない。

・今から何をするか、手順を明確にする。
・到達目標をはっきりさせる。
・なぜ応急手当を勉強するのか、その必要性を強調する。

イ　本　論

本論は、指導する内容の具体的な項目が効果的に配列されたものでなければならない。受講者が今、何をやっているのかを自覚しながら、進めていくことが重要である。

指導者は、項目から項目へ移るときは、その推移、前後の関連付けを手際よく行い、指導する内容を明確にし、興味を喪失させないよう配慮しなければならない。

本論を組み立てる上での注意事項は、次のとおりである。

・項目の配列順位は、理由付けが必要である。
・項目が終わるごとにまとめを行い、重要な部分については、強調するなどして指導内容をよく理解させる。

ウ　まとめ

最後に、指導した内容の要点を要約し、簡潔に反復という手段を用いて指導内容を総括するとともに、受講者が整理できる時間を必ず設けることが必要である。

表1-9 レッスンプラン（例1：普通救命講習Ⅰ：蘇生手順に沿ったレッスンプラン）

講習名			普 通 救 命 講 習 Ⅰ	
到達目標			救命処置（成人を対象）を一人で開始し、心肺蘇生とAEDの使用を連続して迅速に行うことができる	
重点指導項目			☆質の高い胸骨圧迫を行うことができる ☆AEDを安全に使用することができる	
項　　目		細　目	指　　　導　　　内　　　容	時間（分）
導入（スライド／ビデオ／寸劇等を用いる）				
応急手当の重要性		応急手当の目的	○救命の連鎖　○悪化防止　○心停止の予防 ○苦痛の軽減　○自主救護の必要性	分
		応急手当の必要性	○ビデオや寸劇を用い、問題提起する（救命の体験談等の提示も可）	分
		到達目標提示	○心肺蘇生法が確実にできること（迅速な通報と質の高い胸骨圧迫） ○AEDを安全に使用できること	分
本論（実技を中心とする）				
救命に必要な応急手当（主に成人に対する方法）	心肺蘇生法	基本的心肺蘇生法（実技）		
		反応の確認と通報	○展示　○安全の確認　○反応の確認 ○119番通報とAEDの手配等	分
		呼吸を見る	○展示 ○普段どおりの呼吸と死戦期呼吸　○回復体位（側臥位）	分
		胸骨圧迫☆	○展示　○圧迫開始基準　○圧迫の位置 ○「強く、速く、絶え間なく」を実践　○圧迫解除　○圧迫の交代 ○できるだけ中断しないことを強調（胸骨圧迫比率）	分
		人工呼吸	○展示　○上気道の解剖　○頭部後屈顎先挙上法　○口対口人工呼吸 ○感染防護の意義・方法　○胸骨圧迫と人工呼吸との比率	分
		中間評価	シナリオに対応した心肺蘇生法	分
	質疑			計　分
	AEDの使用法	AEDの使用法	○ビデオ若しくは指導者による展示（受講者代表による試技も可）	分
		AED操作☆	○AEDの基本的操作　○電極パッドの貼付位置 ○電気ショック時の安全確認 ○ショック後の胸骨圧迫再開	分
		AEDの注意点☆	○使用時の注意項目（水／貼付物／ペースメーカー等） ○機種による違いへの対応	分
		中間評価	シナリオに対応したAEDの安全な操作	分
	質疑			計　分
	異物除去法	異物除去	○展示　○背部叩打法 ○腹部突き上げ法 ○反応がなくなった場合の対応	分
	止血法	止血法	○圧迫点　○圧迫方法　○感染防護	分
救命処置の効果測定☆			成人に対する心肺蘇生法とAEDの実技	分
まとめと質疑				
合計時間				計　180分

備考	1　2年から3年間隔での定期的な再講習を行うこと。 2　e-ラーニングを活用した講習や普及時間を分割した講習を可能とする。 3　訓練用資器材を充実させることによって、受講者一人ひとりが訓練用資器材に接する時間が増えて効果的な講習を行うことができれば、各消防本部の判断により講習時間を短縮することを可能とする。

表1-10　レッスンプラン（例2：普通救命講習Ⅰ：重点項目に沿ったレッスンプラン）

講習名	普 通 救 命 講 習 Ⅰ				
到達目標	救命処置（成人を対象）を一人で開始し、心肺蘇生とAEDの使用を連続して迅速に行うことができる				
重点指導項目	☆質の高い胸骨圧迫を行うことができる ☆AEDを安全に使用することができる				
項目		細目	指　導　内　容		時間（分）
導入（スライド／ビデオ／寸劇等を用いる）					
応急手当の重要性		応急手当の目的	○救命の連鎖　○悪化防止　○心停止の予防 ○苦痛の軽減　○自主救護の必要性		分
^		応急手当の必要性	○ビデオや寸劇を用い、問題提起する（救命の体験談等の提示も可）		分
^		到達目標提示	○心肺蘇生法が確実にできること（迅速な通報と質の高い胸骨圧迫） ○AEDを安全に使用できること		分
本論（実技を中心とする）					
重点項目	心肺蘇生法	基本的心肺蘇生法（実技）	胸骨圧迫☆	○展示　○圧迫開始基準　○圧迫の位置 ○「強く、速く、絶え間なく」を実践　○圧迫解除　○圧迫の交代 ○できるだけ中断しないことを強調（胸骨圧迫比率）	分
^	^	AEDの使用法	AEDの使用法	○ビデオ若しくは指導者による展示（受講者代表による試技も可）	分
^	^	^	AED操作☆	○AEDの基本的操作　○電極パッドの貼付位置 ○電気ショック時の安全確認 ○ショック後の胸骨圧迫再開	分
救命に必要な応急手当（主に成人に対する方法）	心肺蘇生法	基本的心肺蘇生法（実技）	反応の確認と通報	○展示　○安全の確認　○反応の確認 ○119番通報とAEDの手配等	分
^	^	^	呼吸を見る	○展示 ○普段どおりの呼吸と死戦期呼吸　○回復体位（側臥位）	分
^	^	^	人工呼吸	○展示　○上気道の解剖　○頭部後屈顎先挙上法　○口対口人工呼吸 ○感染防護の意義・方法　○胸骨圧迫と人工呼吸との比率	分
^	^	^	中間評価	シナリオに対応した心肺蘇生法	分
^	^	質疑			計　分
^	^	^	AEDの注意点☆	○使用時の注意項目（水/貼付物/ペースメーカー等） ○機種による違いへの対応	分
^	^	^	中間評価	シナリオに対応したAEDの安全な操作	分
^	^	質疑			計　分
^	^	異物除去法	異物除去	○展示　○背部叩打法 ○腹部突き上げ法 ○反応がなくなった場合の対応	分
^	止血法	止血法		○圧迫点　○圧迫方法　○感染防護	分
救命処置の効果測定☆			成人に対するAEDと心肺蘇生法の実技		分
まとめと質疑					
合計時間					計　180分

備考　1　2年から3年間隔での定期的な再講習を行うこと。
　　　2　e-ラーニングを活用した講習や普及時間を分割した講習を可能とする。
　　　3　訓練用資器材を充実させることによって、受講者一人ひとりが訓練用資器材に接する時間が増えて効果的な講習を行うことができれば、各消防本部の判断により講習時間を短縮することを可能とする。

表1-11 レッスンプラン（例3：普通救命講習Ⅰ：e-ラーニング（電子学習）を併用した実技救命講習）

講習名	普通救命講習Ⅰ（e-ラーニング併用）			
到達目標	救命処置（成人を対象）を一人で開始し、心肺蘇生とAEDの使用を連続して迅速に行うことができる			
重点指導項目	☆質の高い胸骨圧迫を行うことができる ☆AEDを安全に使用することができる			

項目		細目	指導内容	時間（分）
導入（スライド／ホワイトボード等を用いる）				
応急手当の重要性		プレテスト確認	プレテストの問題に関する質疑応答	分
		到達目標提示	○心肺蘇生法が確実にできること（迅速な通報と質の高い胸骨圧迫） ○AEDを安全に使用できること	分
本論（実技を中心とする）				
救命に必要な応急手当（主に成人に対する方法）	心肺蘇生法	基本的心肺蘇生法（実技）		
		反応の確認と通報	○安全の確認　○反応の確認 ○119番通報とAEDの手配等	分
		呼吸を見る	○普段どおりの呼吸と死戦期呼吸 ○回復体位（側臥位）	分
		胸骨圧迫☆	○圧迫開始基準　○圧迫の位置　○「強く、速く、絶え間なく」を実践 ○圧迫解除　○圧迫の交代 ○できるだけ中断しないことを強調（胸骨圧迫比率）	分
		人工呼吸	○頭部後屈顎先挙上法 ○口対口人工呼吸　○胸骨圧迫と人工呼吸との比率	分
		中間評価	シナリオに対応した心肺蘇生法	分
		質疑		計　分
		AEDの使用法	○受講者代表による試技	分
	AEDの使用法	AED操作☆	○AEDの基本的操作　○電極パッドの貼付位置 ○電気ショック時の安全確認 ○ショック後の胸骨圧迫再開	分
		AEDの注意点☆	○使用時の注意項目（水／貼付物／ペースメーカー等） ○機種による違いへの対応	分
		中間評価	シナリオに対応したAEDの安全な操作	分
		質疑		計　分
	異物除去法	異物除去	○背部叩打法　○腹部突き上げ法 ○反応がなくなった場合の対応	分
	止血法	止血法	○圧迫点　○圧迫方法　○感染防護	分
救命処置の効果測定☆			成人に対する心肺蘇生法とAEDの実技	分
まとめと質疑				
合計時間				計　120分

備考	1　e-ラーニングで60分の事前学習とプレテストを実施 2　2年から3年間隔での定期的な再講習を行うこと。 3　訓練用資器材を充実させることによって、受講者一人ひとりが訓練用資器材に接する時間が増えて効果的な講習を行うことができれば、各消防本部の判断により講習時間を短縮することを可能とする。

表1-12 レッスンプラン（例4：普通救命講習Ⅰ：2回の分割講習：蘇生手順に沿ったレッスンプラン）

講習名	普通救命講習Ⅰ（前半）			
到達目標	救命処置（成人を対象）を一人で開始し、心肺蘇生とAEDの使用を連続して迅速に行うことができる			
重点指導項目	☆質の高い胸骨圧迫を行うことができる ☆AEDを安全に使用することができる			
項目	細目	指導内容		時間（分）
導入（スライド／ビデオ／寸劇等を用いる）				
応急手当の重要性	応急手当の目的	○救命の連鎖　○悪化防止　○心停止の予防 ○苦痛の軽減　○自主救護の必要性		分
	応急手当の必要性	○ビデオや寸劇を用い、問題提起する（救命の体験談等の提示も可）		分
	到達目標提示	○心肺蘇生法が確実にできること（迅速な通報と質の高い胸骨圧迫） ○AEDを安全に使用できること		分
本論（実技を中心とする）				
救命に必要な応急手当（主に成人に対する方法）	心肺蘇生法	基本的心肺蘇生法（実技）	反応の確認と通報	○展示　○安全の確認　○反応の確認 ○119番通報とAEDの手配等	分
			呼吸を見る	○展示　○普段どおりの呼吸と死戦期呼吸　○回復体位（側臥位）	分
			胸骨圧迫☆	○展示　○圧迫開始基準　○圧迫の位置 ○「強く、速く、絶え間なく」を実践　○圧迫解除　○圧迫の交代 ○できるだけ中断しないことを強調（胸骨圧迫比率）	分
			人工呼吸	○展示　○上気道の解剖　○頭部後屈顎先挙上法　○口対口人工呼吸 ○感染防護の意義・方法　○胸骨圧迫と人工呼吸との比率	分
			中間評価	シナリオに対応した心肺蘇生法	分
		質疑			計　分
	止血法	止血法	○圧迫点　○圧迫方法　○感染防護		分
まとめと質疑				
合計時間				計 90分
備考	1　後半はおおむね1か月以内に受講する。			

講習名	普通救命講習Ⅰ（後半）			
到達目標	救命処置（成人を対象）を一人で開始し、心肺蘇生とAEDの使用を連続して迅速に行うことができる			
重点指導項目	☆質の高い胸骨圧迫を行うことができる ☆AEDを安全に使用することができる			
項目	細目	指導内容		時間（分）
導入（スライド／ビデオ／寸劇等を用いる）				
応急手当の重要性	到達目標提示	○心肺蘇生法が確実にできること（迅速な通報と質の高い胸骨圧迫） ○AEDを安全に使用できること		分
本論（実技を中心とする）				
命に必要な応急手当（主に成人に対する方法）	心肺蘇生法	AEDの使用法	AEDの使用法	○ビデオ若しくは指導者による展示（受講者代表による試技も可）	分
			AED操作☆	○AEDの基本的操作　○電極パッドの貼付位置 ○電気ショック時の安全確認　○ショック後の胸骨圧迫再開	分
			AEDの注意点☆	○使用時の注意項目（水/貼付物/ペースメーカー等） ○機種による違いへの対応	分
			中間評価	シナリオに対応したAEDの安全な操作	分
		質疑			計　分
	異物除去法	異物除去	○展示　○背部叩打法　○腹部突き上げ法 ○反応がなくなった場合の対応		分
救命処置の効果測定☆		成人に対する心肺蘇生法とAEDの実技		分
まとめと質疑				
合計時間				計 90分
備考	1　2年から3年間隔での定期的な再講習を行うこと。 2　訓練用資器材を充実させることによって、受講者一人ひとりが訓練用資器材に接する時間が増えて効果的な講習を行うことができれば、各消防本部の判断により講習時間を短縮することを可能とする。			

表 1-13 レッスンプラン（例5：参考：普通救命講習Ⅰ：視聴覚教材を用いた短時間講習）
*視聴覚教材と同時に実技を行う。
*簡易型訓練人形を受講者1～2名につき1体準備する。

講習名			普通救命講習Ⅰ	
到達目標			救命処置（成人を対象）を一人で開始し、心肺蘇生とAEDの使用を連続して迅速に行うことができる	
重点指導項目			☆質の高い胸骨圧迫を行うことができる ☆AEDを安全に使用することができる	
項目		細目	指導内容	時間（分）
導入（スライド／ビデオ等を用いる）				
応急手当の重要性		応急手当の目的	○救命の連鎖　○悪化防止　○心停止の予防 ○苦痛の軽減　○自主救護の必要性	分
		応急手当の必要性	○ビデオを用い、問題提起する （救命の体験談等の提示も可）	分
		到達目標提示	○心肺蘇生法が確実にできること（迅速な通報と質の高い胸骨圧迫） ○AEDを安全に使用できること	分
本論（実技を中心とする）				
救命に必要な応急手当（主に成人に対する方法）	心肺蘇生法	基本的心肺蘇生法（実技）	反応の確認と通報	☆ビデオによる展示 ○安全の確認　○反応の確認 ○119番通報とAEDの手配等	分
			呼吸を見る	☆ビデオによる展示 ○普段どおりの呼吸と死戦期呼吸 ○回復体位（側臥位）	分
			胸骨圧迫☆	☆ビデオによる展示 ○圧迫開始基準　○圧迫の位置　○「強く、速く、絶え間なく」を実践 ○圧迫解除　○圧迫の交代	分
			人工呼吸	☆ビデオによる展示 ○上気道の解剖　○頭部後屈顎先挙上法	分
				☆ビデオによる展示 ○口対口人工呼吸 ○感染防護の意義・方法	分
				☆ビデオによる展示 ○胸骨圧迫と人工呼吸との比率 ○できるだけ中断しないことを強調（胸骨圧迫比率）	
			中間評価	シナリオに対応した心肺蘇生法	分
		質疑			計　分
		AEDの使用法	AED操作☆	☆ビデオによる展示 ○AEDの基本的操作　○電極パッドの貼付位置 ○電気ショック時の安全確認 ○ショック後の胸骨圧迫再開	分
			AEDの注意点☆	☆ビデオによる展示 ○使用時の注意項目（水/貼付物/ペースメーカー等） ○機種による違いへの対応	分
			中間評価	シナリオに対応したAEDの安全な操作	分
		質疑			計　分
	異物除去法	異物除去		☆ビデオによる展示 ○背部叩打法	分
				☆ビデオによる展示 ○腹部突き上げ法	
				☆ビデオによる展示 ○反応がなくなった場合の対応	
	止血法	止血法		☆ビデオによる展示 ○圧迫点　○圧迫方法　○感染防護	分
救命処置の効果測定☆			成人に対する心肺蘇生法とAEDの実技	分
まとめと質疑				
合計時間				計 90～120分

備考	1　2年から3年間隔での定期的な再講習を行うこと。 2　e-ラーニングを活用した講習や普及時間を分割した講習も可能とする。 3　訓練用資器材を充実させることによって、受講者一人ひとりが訓練用資器材に接する時間が増えて効果的な講習を行うことができれば、各消防本部の判断により講習時間を短縮することを可能とする。

表1-14 レッスンプラン（例6：普通救命講習Ⅲ：蘇生手順に沿ったレッスンプラン）

講習名	普通救命講習Ⅲ			
到達目標	救命処置（主に小児、乳児、新生児）を一人で開始し、心肺蘇生とAEDの使用を連続して迅速に行うことができる			
重点指導項目	☆質の高い胸骨圧迫を行うことができる ☆有効な人工呼吸を行うことができる ☆AEDを安全に使用することができる			
項目	細目	指導内容		時間（分）

導入（スライド／ビデオ／寸劇等を用いる）

項目		細目	指導内容	時間（分）
応急手当の重要性		応急手当の目的	○救命の連鎖　○悪化防止　○心停止の予防　○苦痛の軽減 ○自主救護の必要性	分
		応急手当の必要性	○ビデオや寸劇を用い、問題提起する（救命の体験談等の提示も可）	分
		到達目標提示	○心肺蘇生法が確実にできること 　（迅速な通報、質の高い胸骨圧迫、有効な人工呼吸） ○AEDを安全に使用できること	分

本論（実技を中心とする）

項目		細目	指導内容	時間（分）
救命に必要な応急手当	心肺蘇生法（主に小児を対象とする）	反応の確認と通報	○展示　○安全の確認　○反応の確認　○119番通報とAEDの手配等	分
	基本的心肺蘇生法（実技）	呼吸を見る	○展示　○普段どおりの呼吸と死戦期呼吸　○回復体位（側臥位）	分
		胸骨圧迫☆	○展示　○圧迫開始基準　○圧迫の位置 ○「強く、速く、絶え間なく」を実践　○圧迫解除　○圧迫の交代 ○できるだけ中断しないことを強調（胸骨圧迫比率）	分
		人工呼吸☆	○展示　○上気道の解剖　○頭部後屈顎先挙上法　○口対口人工呼吸 ○感染防護の意義・方法　○胸骨圧迫と人工呼吸との比率	分
		中間評価	シナリオに対応した心肺蘇生法	分
	質疑			計　分
	心肺蘇生法（主に乳児を対象とする）	反応の確認と通報	○展示　○安全の確認　○反応の確認　○119番通報とAEDの手配等	分
	基本的心肺蘇生法（実技）	呼吸を見る	○展示　○普段どおりの呼吸と死戦期呼吸	分
		胸骨圧迫☆	○展示　○圧迫開始基準　○圧迫の位置 ○「強く、速く、絶え間なく」を実践　○圧迫解除　○圧迫の交代 ○できるだけ中断しないことを強調（胸骨圧迫比率）	分
		人工呼吸☆	○展示　＊人工呼吸の重要性が高いため、確実に ○上気道の解剖　○頭部後屈顎先挙上法　○口対口鼻人工呼吸 ○感染防護の意義・方法　○胸骨圧迫と人工呼吸との比率	分
		中間評価	シナリオに対応した心肺蘇生法	分
	質疑			計　分
	心肺蘇生法（主に小児・乳児を対象とする）	AEDの使用法	○ビデオ若しくは指導者による展示（受講者代表による試技も可）	分
	AEDの使用法	AED操作☆	○AEDの基本的操作　○電極パッドの貼付位置 ○電気ショック時の安全確認　○ショック後の胸骨圧迫再開	分
		AEDの注意点☆	○使用時の注意項目（水/貼付物/ペースメーカー等） ○機種による違いへの対応	分
		中間評価	シナリオに対応したAEDの安全な操作	分
	質疑			計　分
	異物除去法	異物除去	○展示　○背部叩打法　○腹部突き上げ法（小児）又は胸部突き上げ法（乳児） ○反応がなくなった場合の対応	分
	止血法	止血法	○圧迫点　○圧迫方法　○感染防護	分
救命処置の効果測定☆			小児、乳児、新生児に対する心肺蘇生法とAEDの実技	分

まとめと質疑

合計時間				計　180分

備考　1　2年から3年間隔での定期的な再講習を行うこと。
　　　2　e-ラーニングを活用した講習や普及時間を分割した講習を可能とする。
　　　3　訓練用資器材を充実させることによって、受講者一人ひとりが訓練用資器材に接する時間が増えて効果的な講習を行うことができれば、各消防本部の判断により講習時間を短縮することを可能とする。

表1-15 レッスンプラン（例7：救命入門コース：蘇生手順に沿ったレッスンプラン（90分コース））

講習名	救命入門コース（90分コース）				
到達目標	救命処置（成人を対象）を一人で開始し、心肺蘇生とAEDの使用を連続して迅速に行うことができる				
重点指導項目	☆質の高い胸骨圧迫を行うことができる ☆AEDを安全に使用することができる				
項目		細目	指導内容		時間（分）
導入（スライド／ビデオ／寸劇等を用いる）						
応急手当の重要性		応急手当の目的	○救命の連鎖　○心停止の予防 ○自主救護の必要性		分
^		応急手当の必要性	○ビデオや寸劇を用い、問題提起する（救命の体験談等の提示も可）		分
^		到達目標提示	○質の高い胸骨圧迫を確実にできること ○AEDを安全に使用できること		分
本論（実技を中心とする）						
救命に必要な応急手当（主に成人に対する方法）	心肺蘇生法	基本的心肺蘇生法（実技及び呈示）	反応の確認と通報	☆展示　○安全の確認　○反応の確認 ○119番通報とAEDの手配等	分
^	^	^	呼吸を見る	☆展示　○普段どおりの呼吸と死戦期呼吸	分
^	^	^	胸骨圧迫☆	○展示　○圧迫開始基準　○圧迫の位置 ○「強く、速く、絶え間なく」を実践　○圧迫解除　○圧迫の交代 ○できるだけ中断しないことを強調（胸骨圧迫比率）	分
^	^	^	人工呼吸	☆展示　○頭部後屈顎先挙上法　○口対口人工呼吸 ○胸骨圧迫と人工呼吸との比率	分
^	^	^	中間評価	シナリオに対応した心肺蘇生法	分
^	^	質疑			計　分
^	^	AEDの使用法	AEDの使用法	○ビデオ若しくは指導者による展示（受講者代表による試技も可）	分
^	^	^	AED操作☆	○AEDの基本的操作　○電極パッドの貼付位置 ○電気ショック時の安全確認 ○ショック後の胸骨圧迫再開	分
^	^	^	AEDの注意点☆	○使用時の注意項目（水／貼付物／ペースメーカー等） ○機種による違いへの対応	分
^	^	^	中間評価	シナリオに対応したAEDの安全な操作	分
^	^	質疑			計　分
救命処置の効果測定☆			成人に対する心肺蘇生法とAEDの実技		分
まとめと質疑						
合計時間					計　90分

備考	普及時間を分割した講習を可能とする。

表1-16 レッスンプラン（例8：救命入門コース：胸骨圧迫のみのCPRとAEDの短時間講習（45分コース））
＊視聴覚教材と同時に実技を行う。
＊簡易型訓練人形を受講者1～2名につき1体準備する。

講習名	救命入門コース（45分コース）	
到達目標	救命処置（成人を対象）を一人で開始し、心肺蘇生とAEDの使用を連続して迅速に行うことができる	
重点指導項目	☆質の高い胸骨圧迫を行うことができる ☆AEDを安全に使用することができる	

項目	細目	指導内容	時間（分）
導入（スライド／ビデオ／寸劇等を用いる）			
応急手当の重要性	応急手当の目的	○救命の連鎖　○心停止の予防 ○自主救護の必要性	分
	応急手当の必要性	○ビデオ等を用い、問題提起する（救命の体験談等の提示も可）	分
	到達目標提示	○質の高い胸骨圧迫を確実にできること ○AEDを安全に使用できること	分
本論（実技を中心とする）			
救命に必要な応急手当（主に成人に対する方法） 心肺蘇生法	胸骨圧迫のみの心肺蘇生法（実技） 反応の確認と通報	☆ビデオ等による展示 ○安全の確認　○反応の確認 ○119番通報とAEDの手配等	分
	胸骨圧迫☆	☆ビデオ等による展示 ○圧迫開始基準　○圧迫の位置 ○「強く、速く、絶え間なく」を実践　○圧迫解除　○圧迫の交代 ○できるだけ中断しないことを強調（胸骨圧迫比率）	分
	中間評価	シナリオに対応した心肺蘇生法	分
	質疑		計　分
	AEDの使用法 AED操作☆	☆ビデオ等による展示 ○AEDの基本的操作　○電極パッドの貼付位置 ○電気ショック時の安全確認 ○ショック後の胸骨圧迫再開	分
	AEDの注意点☆	☆ビデオ等による展示 ○使用時の注意項目（水/貼付物/ペースメーカー等） ○機種による違いへの対応	分
	中間評価	シナリオに対応したAEDの安全な操作	分
	質疑		計　分
救命処置の効果測定☆		成人に対する心肺蘇生法とAEDの実技	分
まとめと質疑			
合計時間			計　45分

表1-17 講習会細目

実施日	平成　　　年　　　月　　　日　　　：　　～　　：
実施場所	
受講対象	
受講者数	人
指導者名	
	計　　　　人
資器材	☐ 訓練用人形　成人（　　体）　小児（　　体）　乳児（　　体）
	☐ AEDトレーナー　（　　器）　小児用電極パッド（　　個）
	☐ 気道模型　　　（　　個）
	☐ 毛布等　　　（　　枚）
	☐ フェイスシールド　（適宜）
	☐ アルコール綿　（適宜）
	☐ ガーゼ／不織布等　（適宜）
	☐ 視聴覚教材　（適宜）
	☐ 効果測定用紙　（適宜）
	☐ ゴミ袋等　（適宜）
	☐ 胸骨圧迫測定機器　（適宜）
資料	☐ 救命講習テキスト（人数分）
	☐ 応急手当指導者標準テキスト

第4章
応急手当の実施に伴う法的責任について

1 原 則

　総務庁の「交通事故現場における市民による応急手当促進方策委員会」報告書（平成6年3月）によれば、応急手当の実施は、民事上、民法第698条の緊急事務管理（他人の身体に対する急迫の危害を逃れさせる行為）に該当し、法律的には悪意又は重過失がなければ、その責任を問われることはないとされている。また、刑事上も、応急手当の実施は、刑法第37条の緊急避難行為（他人の生命、身体などに対する現在の危難を避けるため、やむを得ずにした行為）に該当し、これによって害が生じても「避けようとした害の程度を超えなかった場合に限り、罰しない」としており、免責されると考えられている。

　つまり、住民が善意で実施した応急手当については、原則として、その結果の責任を法的に問われることはないと考えられている。

　このことを応急手当普及講習の中で受講者に伝えてあげることで、応急手当を行うことで法的な責任が問われるのではないかといった受講者の不安を和らげることが期待できる。これは、いざというときに、受講者が、応急手当、特に心肺蘇生などの救命処置をためらうことなく直ちに実施する行動に結び付くだろう。

2 AEDの使用に関連する法的整理について

　医師法第17条は、「医師でなければ、医業をなしてはならない」と定めているが、救命の現場にたまたま居合わせた住民が救命処置などの応急手当を実施することは、医業には当たらないとされている。AEDの使用についても、厚生労働省は、「非医療従事者による自動体外式除細動器（AED）の使用のあり方検討会」の報告を踏まえて、救命の現場に居合わせた住民がAEDを用いることは一般的に反復継続性が認められず、医師法違反にはならないとしている。

　なお、住民にはAEDの使用に当たり講習の受講の義務は課されていないものの、救命の現場に居合わせた住民が心停止者の安全を確保した上で積極的に救命に取り組むため、その受講が勧奨されている。

3 行政的見地から

(1) 応急手当の普及

　住民への応急手当の普及については、消防機関、日本赤十字社などを中心として、これまで様々な機関によって精力的に取り組まれてきた。また、普通運転免許取得時の講習等においても応急手当の講習が取り入れられており、多くの住民が応急手当、救命処置について学ぶ機会を得ている。このような状況に伴い、心停止傷病者に対する住民による応急手当の実施率も上昇している（図1-6）。こ

れを一因として心肺停止傷病者の生存率、社会復帰率も徐々に上昇している（図1-7）。

(2) 救急隊による処置の発展

また、傷病者への応急手当を住民から引き継ぐ救急隊員の業務についても、近年、着実に向上している。例えば、救急隊員、特に救急救命士の業務として、心停止の傷病者に対して行う器具を用いた気道確保、アドレナリン（エピネフリン）投与などの高度の処置はすでに広く普及しているし、さらには、心停止に至る前の傷病者に対するエピペン®によるアドレナリンの投与、血糖値の測定とブドウ糖溶液の投与、ショックに対する輸液なども広まりつつある。また、救急救命士のこれらの高度の処置の適切な実施を、医師などが支援するメディカルコントロール体制も整備などが着実に推進されてきたところである。

(3) 救急蘇生統計の世界への貢献

平成17年から、消防庁において全国の救急隊が搬送した全ての心停止傷病者について、その発生の状況、住民による応急手当の実施の状況、救急隊の実施した処置、病院収容後の傷病者の予後などの情報の集積する救急蘇生統計が開始された。現在、この救急蘇生統計から得られた多くの知見が海外に積極的に発信され、世界の救急蘇生に係る医学に大きな貢献を果たしている。

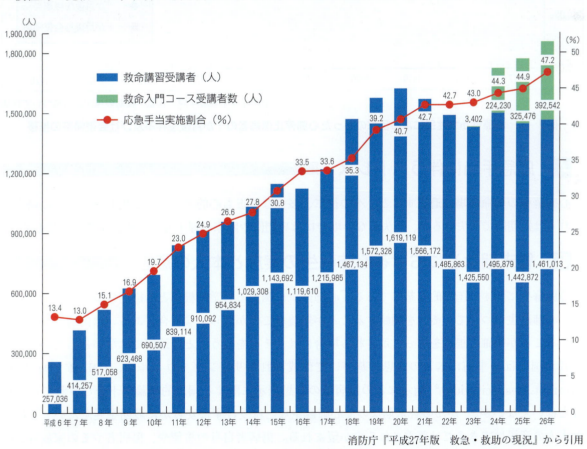

消防庁『平成27年版　救急・救助の現況』から引用

図1-6　応急手当講習受講者数と心肺停止傷病者への応急手当実施率の推移

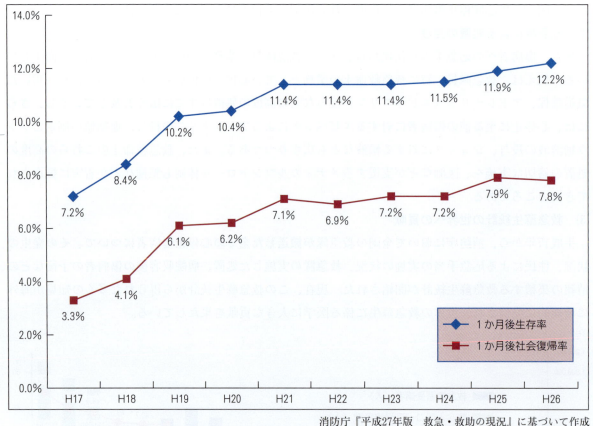

消防庁『平成27年版　救急・救助の現況』に基づいて作成

図1-7　心原性かつ住民による目撃のあった心肺停止傷病者の1か月後生存率及び社会復帰率の推移

4　応急手当に伴うストレス

　心肺蘇生の救命の場に遭遇すると、その後に、多少なりとも心的ストレスが生じる。多くの場合、これらは短期間で消失するが、消失しない場合には専門医や臨床心理士などに相談するように勧める。

5　終末期などにおける心肺蘇生の実施と本人の意思

　心肺蘇生に関する国際的な基準である「心肺蘇生に関わる科学的根拠と治療勧告コンセンサス」では、心肺蘇生について、それを開始することが無益なことが明らかな場合、あるいは傷病者の希望に反することが明確な根拠をもって示される場合には、それを行うことは適切ではないとしている。

　我が国では、事前に本人の意思に基づいて作成されたリビング・ウィルや、DNAR（Do Not Attempt Resuscitation）※ 指示などの傷病者の意思表示に関する国民的議論が十分なされている状況とはいえないが、「がんの終末期なので心肺蘇生などは受けずに安らかに最期を迎えたい」といった本人の意思はできるだけ尊重されるのが望まれる。傷病者自身の希望や、傷病者やその家族等との話し合いを経た上でつくられた医師の事前指示書などがあれば、それに従って対応するのが期待されるのである。そのためにも、まずは、一人ひとりが、いざというときのために、自分がどうしてもらいたいかなどについて自ら考え、また日頃から家族やかかりつけの医師などと十分に話し合っておくことが重要である。場合によっては書面などで明示することも必要である。安らかに最期を迎えたいという希望がある傷病者の周りの人には、いざというときにあわてて救急車を要請しないような心構えや準備も求められる。

現状では本人の意思のとおり必ずしも進められる状況にはないが、そのような準備があれば、傷病者自らが望む形で臨終を迎えることがより期待できるであろう。心肺蘇生を望む者にも望まない者にも、適切に対応できる社会の実現が望まれる。

※　DNAR（Do Not Attempt Resuscitation）とは、がんの末期、老衰、救命の可能性がない傷病者などで、本人又は傷病者の利益に関わる代理者の意思決定を受けて心肺蘇生などを行わないこと、又はそれを求める医師などの指示

6　応急手当の補償

　応急手当を実施した者が負傷した場合、消防法第35条の10に基づく救急業務協力者であれば、消防法第36条の3による災害補償の対象となるが、救急業務協力者でない場合は災害補償の対象とならないことから、講習時に安全管理、感染予防に関する事項は十分に説明する必要がある。
　また、負傷等はないが感染の不安がある応急手当実施者や救急業務協力者に該当しない者などが安心して応急手当が実施できる環境を整備する必要があり、その一つとして応急手当実施者に対する保険が創設される予定である。

※　救急業務協力者に該当する場合
　○　救急隊（指令員）からの口頭指導に基づき応急手当を実施した場合
　○　救急現場で、救急隊員（消防隊員）からの要請に基づき応急手当を実施した場合
　○　応急手当の実施を救急隊員（消防隊員）が現認し、黙認した場合（暗黙の指示）

第2編

救命講習の実技と指導技法

第1章　総　論
第2章　救命処置の実技と指導要領
第3章　その他の応急手当（ファーストエイド）の実技と指導要領
第4章　119番通報と救急車の適正利用の啓発

※　第2章の50ページから第3章の125ページまでは、左ページの「実　技【手順と手技】」と右ページの「指　導　要　領」が対応する構成となっています。

第1章 総論

1 指導者が身に付けるべき知識と技術

　住民に応急手当を指導するには、応急手当の方法を正しく効果的に指導することが大切である。そのためには、指導者は次の知識や技術を身に付けておく必要がある。

⑴　指導に当たっては、応急手当の必要性や重要性を十分に認識させる。

⑵　指導者は、心肺蘇生やAEDの使用法及び気道異物の除去について、指導できる技能を身に付けているとともに、やけど（熱傷）や骨折固定の手当など、その他の応急手当（ファーストエイド）についても自信をもって実施できなければならない。

⑶　講習会は、受講者が応急手当を正しく理解し、自信をもって実践できるように知識と技術を習得させる。

　ア　講習会は、実技を重点に進めること。

　イ　応急手当の技術的な指導に当たっては、応急手当の手順を分かりやすく示し、必要なときは繰り返して示す。

　ウ　応急手当の実施要領などを展示する場合は、受講者からよく見えるように行う。

　エ　講習全体の指導を行う者を統括指導者とし、各グループの指導を行う者をグループ指導者とする。

　オ　展示は統括指導者の説明に合わせて、グループ指導者が実施する。

　カ　グループごとに実習を行った際に出された質問で、全体に周知した方がよいと考えられる質問は、受講者全員に質問内容と回答を紹介する。

　キ　説明は、視聴覚教材を利用し、実技は各項目ごとに行うと効果的である。

　ク　統括指導者は受講者に実習を行わせるとき、グループ指導者の人数及び教材や訓練用資器材の数量等を勘案したグループ分けを行う。

　ケ　統括指導者は講習全体を統一的に進行管理し、グループ指導者は各グループごとの実習を管理する。

　コ　展示をするときは、実際の傷病者を想定して行うと現実感があって、応急手当の習得の動機付けが図られ、効果的である。

⑷　講習では、臨場感ある身近な事故等の事例を交えて説明すると効果的である。なお、この場合、興味本位になったり、プライバシーの侵害とならないように十分注意をする。

2 応急手当と救命処置

応急手当のうち救命処置は、呼吸や心臓が止まってしまった人を助けるための「心肺蘇生」や「AEDの使用」の処置をいう。また、食べ物などが喉に詰まって呼吸ができなくなったときに、喉に詰まったものを取り除くための「気道異物の除去」も救命処置に含まれる。

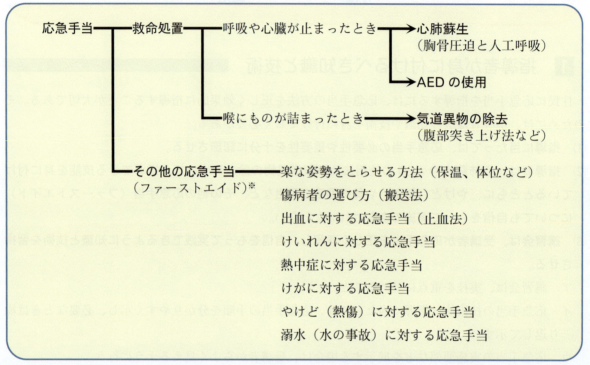

※ ファーストエイドとは、"急な病気やけがをした人を助けるためにとる最初の行動"であり、『JRC 蘇生ガイドライン2015』でも章が設けられた。同書に準拠して改訂された『改訂5版 救急蘇生法の指針2015（市民用・解説編）』でも、救命処置以外の応急手当を「ファーストエイド」と表記することとなったが、消防庁の定める「応急手当の普及啓発活動の推進に関する実施要綱」では、「その他の応急手当」であることから、本テキストでは「その他の応急手当（ファーストエイド）」と表記することにした。

図2-1　応急手当

3 子どもの年齢区分と成人の救命処置との関係

(1) 小児・乳児の区別

救命処置の方法で「子ども」として扱うのは、思春期以前の約16歳未満である。そのうち「**約1歳以上で約16歳未満を小児**」として、「**1歳未満を乳児**」として扱う。

(2) 成人の救命処置との関係

傷病者を年齢で区分する一方で、救命処置の方法は簡素化が重視され、小児・乳児に対しても成人との違いをできるだけ気にしないように工夫されている。

しかし、乳児は体格が著しく小さいため、救命処置などの最適なやり方が次の点で異なる。

① 人工呼吸の重要性

乳児の場合は、呼吸が悪くなったことが原因で心停止に至ることが特に多いため、できる限り人工呼吸もあわせた心肺蘇生を行うことが望ましいと考えられること。

②　胸骨圧迫の方法が、「2指」であること（p.62参照）。
③　人工呼吸の方法が、「口対口鼻人工呼吸」であること（p.68参照）。
④　AEDの使い方が、乳児は体が小さいためパッド同士が接触しないような工夫が必要であること（p.74参照）。
⑤　気道異物の除去方法が、「胸部突き上げ法」であること（p.86参照）。

(3)　救命処置の重要性

　自分の子どもの心臓や呼吸が止まってしまったら、そばにいる両親は動揺してとっさには動けないかもしれない。しかし、何もしないより、何か一つでも勇気をもって行うことが重要であることを理解してもらうことが必要である。

実 技【手順と手技】

第2章
救命処置の実技と指導要領

1 救命処置の流れ

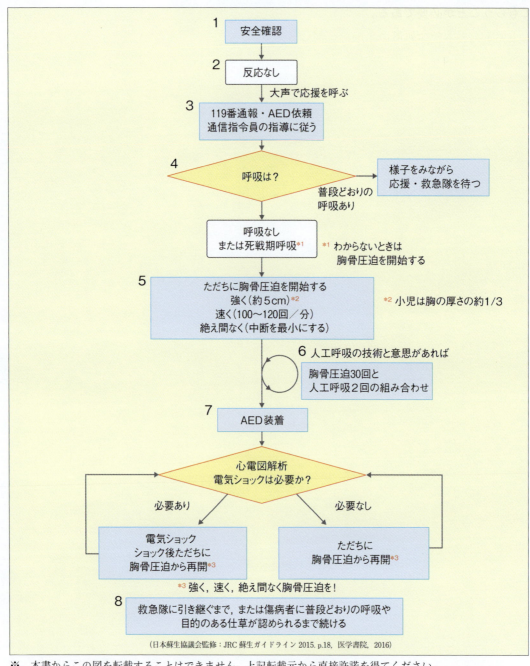

※ 本書からこの図を転載することはできません。上記転載元から直接許諾を得てください。

図2-2　救命処置の流れ

指 導 要 領

1 救命処置の流れ

この章では、救命処置（心肺蘇生・AEDの使用・気道異物の除去）の方法について、説明する。成人も小児・乳児も救命処置の手順は、同じである。

※ 小児とは、約1歳以上で約16歳未満（思春期以前）、乳児とは1歳未満をいう。

実 技【手順と手技】

2 救命処置の手順

『JRC蘇生ガイドライン2015』及び『改訂5版 救急蘇生法の指針2015（市民用・解説編）』に基づいて変更した重要な点に 2015 マークを入れました。

① 安全の確認 2015

傷病者に近づく前に周囲を見渡して、安全かどうかを確認する。車の往来の激しい道路や工事現場などで自分自身に危険が及びそうな場合には、傷病者を安全な場所に移動させるなどの処置が優先される。安全を脅かす他の要素としては、可燃性ガスを疑わせるような異臭や犯罪の可能性などがある。

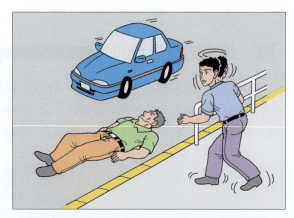

図2-3　車の往来の激しい道路

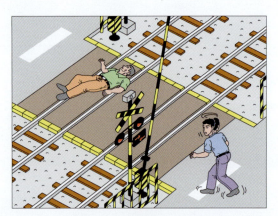

図2-4　踏切内の傷病者

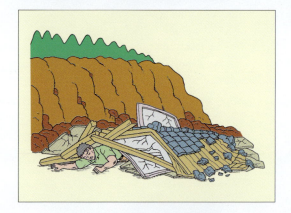

図2-5　土砂災害の傷病者

② 反応の確認

●傷病者の耳もとで「大丈夫ですか」又は「もしもし」と大声で呼び掛けながら、肩をやさしくたたき、反応があるかないかを見る。
●乳児にも成人や小児と同じように声を掛けながら反応があるかを確かめるが、このとき足の裏を刺激することも有効である。

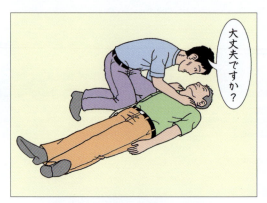

図2-6　反応（意識）の確認

指　導　要　領

2　救命処置の手順

① 安全の確認の指導要領

傷病者に近づく前に、自らと傷病者の安全を確認することが重要である。

(1) 周囲の安全の確認要領　　**説明**

反応の確認及び応急手当は、自らの安全を確保した上で行い、出血などの見た目にとらわれず救命に必要なこと（意識や呼吸の有無）を優先して確認することを指導する。

図2-3　① 倒れている傷病者へいきなり近寄ることはしないよう注意します。
図2-4　② 交通事故現場、踏切内など危険な場所にいる場合は、傷病者の応急手当よりも安全の確保が優先されます。
図2-5　③ 土砂災害などの被災地区では見える範囲に傷病者が倒れていたとしても、安全が確信できなければ傷病者へ近づかないようにします。

指導のポイント
○傷病者に近づく前に現場が安全であるか確認し、可能な限り自らと傷病者の二次的危険を回避することを認識させる。

②③ 反応の確認（・119番通報と協力者への依頼）の指導要領

(1) 反応の確認要領　　**展示**

ア　傷病者役は床に横になる。
イ　グループ指導者は傷病者の横に座り、受講者に向かい合うようにする。
ウ　統括指導者の説明で、グループ指導者が反応の確認要領を通して行う。
エ　統括指導者の説明で、グループ指導者が部分ごとに展示を行う。

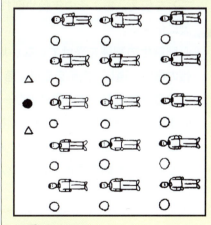

図2-6　① それでは、反応の確認の手順と要領を部分ごとに行います。
　　　　② 耳元で「大丈夫ですか」と問い掛けながら、やさしく肩をたたきます。
図2-8　③ 乳児の場合は、足の裏をたたいて刺激することも有効です。

傷病者　実施者　統括指導者　グループ指導者

図2-7　指導者と受講者の位置（並び方）

④ 呼び掛けに対して目的のあるしぐさなどの反応がなければ、その場で大きな声を出して、協力してくれる人を呼び、119番通報やAEDを持ってきてもらいます。
（目的のあるしぐさとは、目を開けたり、返事をしたり、手を払いのける等の動作をいいます。）

実　技【手順と手技】

> **ポイント**
> - 呼び掛けなどに対して目を開けるか、なんらかの返答又は目的のあるしぐさがなければ「反応なし」と判断する。
> - 突然の心停止直後では、ひきつるような動き（けいれん）が起こることもあり、この場合は反応なしと判断する。
> - 反応（意識）があれば傷病者の訴えを聞き、必要な応急手当を行う。
> - 反応がない場合やその判断に自信が持てない場合は、心停止の可能性がある。大きな声で「誰か来て！　人が倒れています！」と助けを求める。

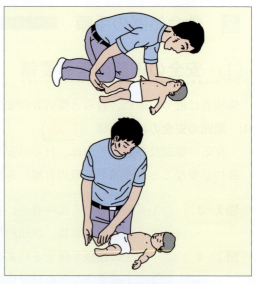

図2-8　乳児への反応の確認

③　119番通報と協力者への依頼

●助けを求め、協力者が駆けつけたら、「あなたは119番へ通報してください」「あなたはAED（自動体外式除細動器）を持って来てください」と要請する。

> **ポイント**
> - 119番通報では、正確な場所、傷病者の反応がないことを伝え、およその年齢や倒れたときの状況を簡潔に伝える。
> - 心肺蘇生の訓練を受けていない場合でも、119番通報の電話を通して指示を受け、落ち着いて対応する。
> - 協力者が誰もおらず、救助者が一人の場合には、次の手順に移る前に、まず自分で119番通報することを優先する。また、すぐ近くにAEDがある場合には心肺蘇生を始める前に、そのAEDを自分で取りに行く。

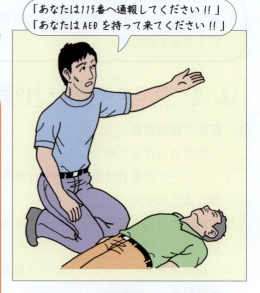

図2-9　119番通報とAEDの手配

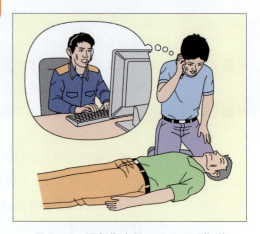

図2-10　通信指令員による口頭指導

指　導　要　領

展示
○　それではもう一度通して反応の確認要領を見ていただき、その後皆さんに実習してもらいます。

(2) 反応の確認要領を実習させる。　**実習**

　ア　受講者を2名1組にする。

①　右側に位置している受講者は、傷病者役です。頭を私の方に向けて横になってください。
②　もう一人の受講者は、救助者役です。傷病者役の右側に座ってください。

　イ　統括指導者は全体が把握できる位置につき、グループ指導者は左右に分かれ、個別指導ができる位置につく。統括指導者が行う手順や説明に合わせて実習を指導する。

図 2-6
図 2-8

①　そのまま顔を傷病者の耳元に近づけてください。
②　肩をやさしくたたきながら（乳児の場合は、足の裏をたたきながら）、名前が分かれば名前を、分からなければ「大丈夫ですか」と呼び掛けながらだんだん大きな声で呼んでください。
③　そのとき、まぶたや全身を見て反応があるかどうかを見てください。

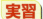
図 2-9

④　反応がない場合は大きな声で「誰か来て」と協力者を呼んでください。協力者がいれば、119番通報を頼み、もしAEDが近くにあれば持って来てもらいます。
⑤　誰もいなければ、119番通報して、もしAEDが近くにあれば（無理に自分で探す必要はない。）、取りに行きます。
⑥　以上の要領が、反応の確認要領です。

　ウ　実習者を交替させる。
　エ　統括指導者は、全体的に見て手順が理解できていないところがあれば、解説や展示により補正する。

(3) 質問を受ける。

○　ただいま実習しました反応の確認要領について、質問はありませんか。

(4) 小まとめ

①　今まで行いました反応の確認は、救命に必要な応急手当の基本となるものです。もう一度復習してみましょう。
②　反応の確認要領は、傷病者の耳元に顔を近づけ、肩をやさしくたたきながら「大丈夫ですか」などと呼び掛けます。

実習指導のポイント

☆　反応の確認
　○位置・姿勢はよいか　　○肩のたたき方や呼び掛けの仕方はよいか
　○まぶたや全身を見ているか　　○手順は正しいか

実 技【手順と手技】

❹ 呼吸の確認

傷病者が普段どおりの呼吸（正常な呼吸）をしているかどうかを確認する。
- 10秒以内で、胸や腹部の上がり下がりを見る。
- 反応はないが、普段どおりの呼吸をしている場合は、様子を見ながら応援や救急隊の到着を待つ。

> **ポイント**
>
> 次のいずれかの場合には、「普段どおりの呼吸なし」と判断する。
> - 胸や腹部の動きがない場合
> - 約10秒間確認しても呼吸の状態がよくわからない場合
> - しゃくりあげるような、途切れ途切れに起きる呼吸が見られる場合
> - 突然意識を失って倒れ、いびきをかき始めた場合
>
> 心停止が起こった直後には、しゃくりあげるような、途切れ途切れに起きる呼吸が見られることがある。この呼吸を「死戦期呼吸」という。**「死戦期呼吸」は、普段どおりの呼吸ではない。**

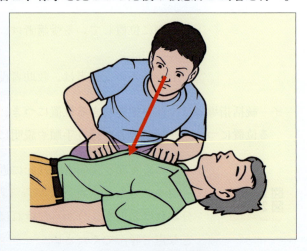

図2-11　呼吸の確認

指 導 要 領

④ 呼吸の確認の指導要領

(1) 普段どおりの呼吸をしているかどうかの確認の必要性　**説明**

図2-11
> ① 傷病者の胸腹部の動きを見て、普段どおりの呼吸があるかどうかを確認します。
> ② 普段どおりの呼吸がなければ生命は重大な危険にさらされ、そのまま放置しておくと、やがて死につながります。このようなことから、普段どおりの呼吸をしているかどうかの正しい確認要領を覚えることが必要です。
> ③ 心停止直後に見られる途切れ途切れのしゃくりあげるような呼吸（死戦期呼吸）は、普段どおりの呼吸がないと判断して、直ちに心肺蘇生を行います。

　※　統括指導者は、死戦期呼吸についての十分な知識が必要である。視聴覚教材があれば、より有効である。

(2) 普段どおりの呼吸をしているかどうかの確認要領　**展示**
　ア　傷病者役は床に横になる。
　イ　グループ指導者は、傷病者役の右横に座る。
　ウ　統括指導者の説明に従って、呼吸の確認要領について展示する。
　エ　統括指導者の説明で、グループ指導者が普段どおりの呼吸をしているかどうかの確認要領の姿勢をとる。

図2-11
> ○　目で胸腹部の動きを見て「呼吸の確認、1、2、3、4、5、6、普段どおりの呼吸」と、10秒以内に確認します。

(3) 普段どおりの呼吸をしているかどうかの確認要領　**実習**
　ア　受講者を2名1組にする。救助者役と傷病者役に分かれ、傷病者役は床に横になり、救助者役の受講者は傷病者役の右横に座らせる。
　イ　統括指導者の進行に合わせて実習させる。
　ウ　統括指導者は、受講者全員が実習を同時進行できるようにする。

図2-11
> ○　傷病者の胸腹部の動きを見てください。

　エ　傷病者役に「普段どおりの呼吸」と「息ごらえ」を交互に実施させ、救助者役に胸腹部の動きを実際に確認させる。
　オ　実習者を交替させる。

実習指導のポイント

☆　普段どおりの呼吸をしているかどうかの確認要領
　　○顔の向け方はよいか　　○視線はよいか　　○確認時間は適正か
　　※　傷病者役に「普段どおりの呼吸」と「息ごらえ」を交互に実施させ、受講者に胸腹部の動きを実際に確認させる。

実　技【手順と手技】

⑤ 胸骨圧迫

普段どおりの呼吸がない場合、又はその判断に自信が持てない場合は心停止とみなし、危害を恐れることなく直ちに胸骨圧迫を開始する。

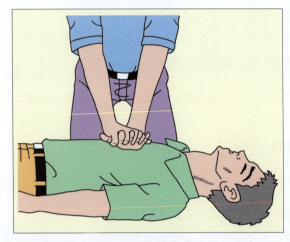
図2-12　胸骨圧迫

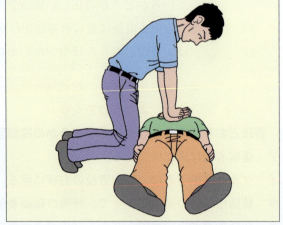
図2-13　胸骨圧迫の姿勢

- 胸の左右の真ん中にある胸骨の下半分に、片方の手の付け根を置く。
- その手に他方の手を重ねる（両手の指を互いに組むと、より力が集中する。）。
- 重ねた両手で「**強く、速く、絶え間なく**」圧迫する。

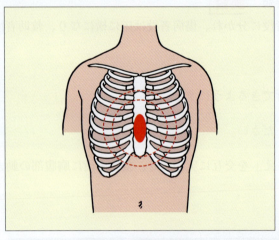
図2-14　胸骨圧迫部位

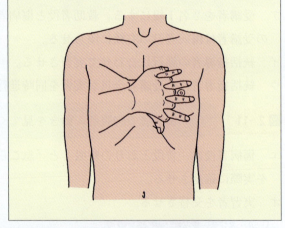
図2-15　両手の置き方

- 両肘を真っすぐに伸ばして手の付け根の部分に体重をかけ、真上から垂直に傷病者の胸が約5cm沈むまでしっかり圧迫する。 2015
- 1分間に100〜120回の速いテンポで絶え間なく圧迫する。 2015
- 圧迫と圧迫の間（圧迫を緩めるとき）は、十分に力を抜き、胸が元の高さに戻るようにする。
- 圧迫の強さが足りないと十分な効果が得られないので、しっかり圧迫することが重要である。

指　導　要　領

カ　統括指導者は、全体的に見て手順が理解できていないところがあれば、解説や展示により補正する。

⑤ 胸骨圧迫の指導要領

(1) 胸骨圧迫

ア　胸骨圧迫の必要性について　説明

> ① 普段どおりの呼吸がない場合、又はその判断に自信が持てない場合は、心停止とみなし、危害を恐れることなく直ちに心肺蘇生（胸骨圧迫と人工呼吸）を行って、血液を心臓から押し出し循環させなければなりません。
> ② 心肺蘇生は、胸骨圧迫から開始します。

イ　胸骨圧迫の圧迫位置について　説明

図2-14
図2-15

> ① 胸骨圧迫を行うためには、正しい心臓の位置を知らなければなりません。心臓の位置は胸の左右真ん中にある胸骨の下の、やや左側に位置しています。
> ② 心臓を圧迫する部位は、胸骨の下半分で、目安は胸の左右真ん中です。
> ③ 圧迫部位の胸の真ん中（胸骨の下半分）に手掌基部（手の付け根）を置き、その上に他方の手を重ねます。
> ④ 胸骨圧迫の位置を確認するために、傷病者の衣服を脱がせる必要はありません。

> ※　指導に際し、受講者自らの体で、胸骨の上端と下端を確認させ、その下半分を認知させるのも効果的な方法の一つである。

ウ　胸骨圧迫の要領について　説明　（視聴覚教材や資料等を用いて説明をする。）

図2-16
図2-13

> ① 図のように両手を重ねます。
> ② 圧迫の方法は、両肘を曲げずに垂直に圧迫します。圧迫は、上半身の体重が手の付け根にかかるように、胸骨を約5cm沈むまでしっかり圧迫します。
> 　胸骨圧迫は、1分間に100〜120回のテンポでリズミカルに圧迫します。

(2) 胸骨圧迫の要領　展示

ア　訓練人形を準備する。
イ　グループ指導者は、訓練人形の横に座る。
ウ　統括指導者の説明で、グループ指導者が胸骨圧迫の要領について通して行う。
エ　統括指導者の説明で、グループ指導者が部分的に展示を行う。

図2-15

> ① 救助者は傷病者の胸に垂直に正対します。そして膝は適度に開いて、つま先を立てて座ります。
> ② 次に、手掌基部（手の付け根）を胸の真ん中（胸骨の下半分）に置きます。
> ③ さらに、もう一方の手を重ねて、両手の指を上方に反らせます。
> ④ このとき、手首が固く指先が肋骨に接している場合は、指をからみあわせ、上になった指で上方に反らせるようにします。

実 技【手順と手技】

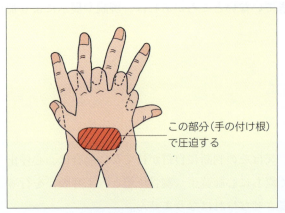
図2-16 両手の組み方と力を加える部位

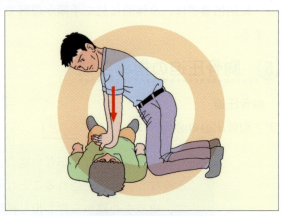
図2-17 垂直に圧迫する

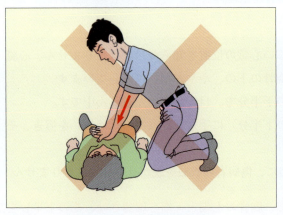
図2-18 斜めに圧迫しない

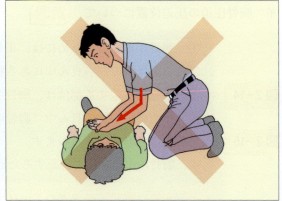
図2-19 肘を曲げて圧迫しない

ポイント
- 手の付け根を胸の左右の真ん中に正しく置く。
- できるだけ手の付け根に力を集中させる。
- 怖がらずに強く、真下に向かってしっかり押す。

小児
- 圧迫の強さ（深さ）は、胸の厚さの約3分の1を目安として、十分に沈み込む程度に、強く、速く、絶え間なく圧迫する。
- 圧迫の方法としては、小児の体格に合わせて十分圧迫できるのであれば、両手でも片手でもかまわない。

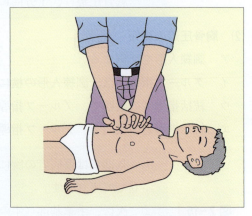
図2-20 小児への胸骨圧迫

② 救命処置の手順／5 胸骨圧迫　61

指　導　要　領

図 2-17
図 2-18
図 2-19

⑤　胸骨圧迫では、適切な位置に手が置かれていないと効果が上がらないばかりでなく、肋骨を折ったり、肺や肝臓を傷つけたりするおそれがありますので十分注意してください。
⑥　救助者の肩は、圧迫部位の上方に位置して腕をピンと伸ばします。
⑦　このとき、力の加え方が斜めになったり、肘を曲げたりしてはいけません。
⑧　正しい姿勢ができたら、垂直に圧迫します。まず、上半身の体重を利用して、胸骨を約5cm沈むまでしっかり圧迫します。
⑨　次に圧迫した力を完全に緩めます。このとき、手が胸から離れないようにします。

オ　ここで、再度一連の展示（反応の確認から胸骨圧迫30回まで）を行ってもよい。

(3)　胸骨圧迫の要領　　実習

ア　グループ指導者を、各実習班に1名ずつ配置する。
イ　グループ指導者は、受講者全員に実習を体験できるよう順番を指定する。
ウ　グループ指導者は、実習者全員が実習を同時に進行できるよう統制を図る。このとき、グループ指導者は、正しい胸骨圧迫ができるよう修正を行う。

実習指導のポイント
○圧迫位置はよいか　　○姿勢は正しいか　　○手の重ね方・置き方はよいか
○圧迫要領はよいか　　○テンポはよいか

エ　統括指導者は、全体的に見て手順が理解できていないところがあれば、解説や展示により補正する。

(4)　小児に対する胸骨圧迫の要領

住民が行う心肺蘇生は、年齢にかかわらず共通のアルゴリズムが適用されることから、成人と小児・乳児の違いを意識させるような指導は避ける。

ア　小児に対する胸骨圧迫　　説明

図 2-20

①　住民が行う心肺蘇生は、年齢にかかわらず共通のアルゴリズムが適用されます。よって成人と小児の違いを意識して、心肺蘇生を行う必要はありません。
②　しかし、成人と小児では体格が異なることから、胸の厚さに応じて、圧迫の深さを加減し、胸の厚さの約3分の1を圧迫してください。
③　圧迫の要領は、圧迫の深さが胸の厚さの約3分の1に至るのであれば、両手・片手のどちらで行ってもかまいません。

実　技【手順と手技】

乳児

- 圧迫の位置は両乳頭を結ぶ線の少し足側を目安とする胸骨の下半分である。 2015
- 圧迫のテンポ（1分間に100〜120回の速いテンポ）は同じ。 2015
- 圧迫の強さ（深さ）は、胸の厚さの約3分の1を目安として、十分に沈み込む程度に、強く、速く、絶え間なく圧迫する。
- 乳児の胸骨圧迫は、指2本で行う。

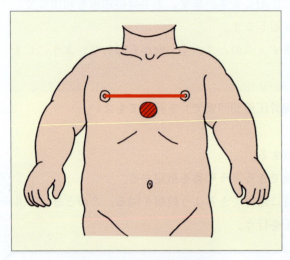

図2-21　乳児の胸骨圧迫部位

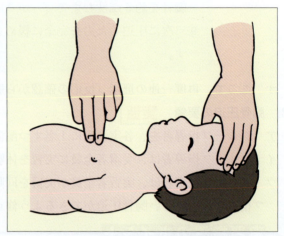

図2-22　乳児への胸骨圧迫

ポイント

- 心肺蘇生を行っている間は、AEDの使用や人工呼吸を行うための時間以外は、胸骨圧迫をできるだけ中断せずに、絶え間なく続けることが大切である。
- 心肺蘇生を行っている総時間のうち、実際に胸骨圧迫を行っている時間が占める割合を「胸骨圧迫比率」といい、60％以上が望ましいとされている。

指　導　要　領

イ　小児に対する胸骨圧迫　**展示**

図 2-20

① 一連の動作は成人と同じです。
② 小児（約1歳以上で約16歳未満）の場合、胸の厚さの約3分の1が沈むまで、片手又は両手の手掌基部（手の付け根の部分）で胸の真ん中（胸骨上）を圧迫します。
③ 圧迫回数は、成人の場合と同じ1分間に100～120回のテンポで行います。

ウ　小児に対する胸骨圧迫　**実習**

成人に対する胸骨圧迫と同じように実習を行う。
必要に応じて圧迫部位や圧迫の深さについて修正を行う。

(5) 乳児に対する胸骨圧迫の要領

ア　乳児に対する胸骨圧迫　**説明**

図 2-21
図 2-22

① 乳児の圧迫の位置は、両乳頭を結ぶ線の少し足側を目安とする胸骨の下半分となります。
② 胸骨圧迫は指2本で行います。
③ 圧迫の深さは、胸の厚さの約3分の1が沈むまでです。
④ 圧迫は1分間に100～120回のテンポで行います。
⑤ 圧迫の解除を確実に行います。
⑥ 一番重要なことは、成人と同様、十分な強さと、十分な速さで、絶え間なく圧迫することです。乳児だからといってこわごわと弱く圧迫しては効果がありません。

※　疲労により指2本で圧迫することができない場合は、片手で押す方法でもよいので、十分な強さで圧迫する。

イ　乳児に対する胸骨圧迫　**展示**

図 2-21
図 2-22

① 一連の動作は成人と同じです。
② 乳児の場合、胸の厚さの約3分の1が沈むまで、両乳頭を結ぶ線の少し足側を目安とする胸骨の下半分を指2本で圧迫します。
③ 圧迫回数は、成人の場合と同じ1分間に100～120回のテンポで行います。

(6) 質問を受ける。
(7) 小まとめ

参　考

●胸骨圧迫比率の計測

解析機能を伴った即時フィードバック器具を用いて訓練する場合は、胸骨圧迫比率を計測することができる。特別な器具がなくても、ストップウォッチを2台用いて心肺蘇生総時間と胸骨圧迫実施時間を測定すれば、胸骨圧迫比率の計算は可能である。

実 技【手順と手技】

6 人工呼吸

30回の胸骨圧迫が終わったら、直ちに気道を確保して人工呼吸を行う。

人工呼吸の訓練を受けたことがあり、技術を習得している場合は、人工呼吸を行う。人工呼吸をためらう場合は、胸骨圧迫だけを行い、人工呼吸は省略してもよい。ただし、窒息や溺水による心停止、子どもの心停止や救急隊が到着するまでに時間がかかる場合などでは、人工呼吸と胸骨圧迫を組み合わせた心肺蘇生を行うことが望まれる。

⑴ 気道確保

- ●片手を額に当て、もう一方の手の人差指と中指の2本を顎先（骨のある硬い部分）に当てて、頭を後ろにのけぞらせ、顎先を上げ（頭部後屈顎先挙上）、気道確保する。

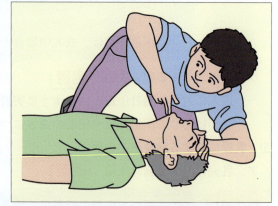
図2-23　頭部後屈顎先挙上法

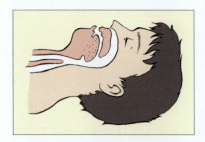
図2-24　正常な気道の状態

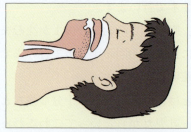
図2-25　舌根沈下による気道閉塞の状態

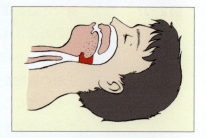
図2-26　異物による気道閉塞の状態

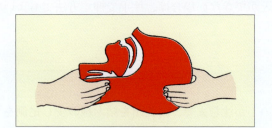
図2-27　気道模型による気道閉塞

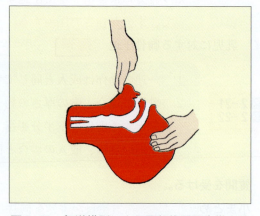
図2-28　気道模型による頭部後屈顎先挙上法

指　導　要　領

⑥ 人工呼吸の指導要領

　心肺蘇生は胸骨圧迫と人工呼吸の組み合わせが原則である。胸骨圧迫30回を行ったのち、人工呼吸を2回実施する。人工呼吸の実施に際しては、気道確保が必要である。

(1) 気道確保の必要性　　**説明**

　（気道模型等を用いて、気道の状態を示す。）

図2-24
図2-27
① 「気道」とは、鼻や口から吸った空気が肺まで通る道のことをいいます。（気道模型等を用いて気道閉塞を示す。）

図2-25
② 反応がなくなると、顎や舌などの筋肉が緩み、舌の付け根（舌根）が喉に落ち込んで気道を狭くし、次第に気道を塞いでしまいます。

③ この空気の通り道が塞がれ、空気が通らなくなることを気道閉塞といい、この気道閉塞の状態を取り除く処置を気道確保といいます。

図2-26
④ また、口の中に食べた物や、吐物などの異物があると、気道を塞いでしまいます。

(2) 気道確保の要領　　**展示**

ア　統括指導者は、気道模型を用いて、頭部後屈顎先挙上法による気道確保の状態を示す。

図2-28
○　このように顎先を持ち上げるようにして気道を確保する頭部後屈顎先挙上法を行ってください。

イ　傷病者役は床に横になる。
ウ　グループ指導者は、傷病者の右横に座る。
エ　統括指導者の説明に従って、頭部後屈顎先挙上法の要領について展示する。

○　右手の人差指と中指の2指を顎の先に当て、左手を額に当てます。そして、顎先を持ち上げるようにしながら、額を静かに後方に押し下げるようにして頭を後ろに反らせます。

オ　この際、顎先に当てた2指で、首の軟部組織を圧迫しないように指導する。

(3) 気道確保の要領　　**実習**

ア　受講者を2名1組にする。救助者役と傷病者役に分かれ、傷病者役は床に横になり、救助者役の受講者は傷病者役の右横に座らせる。
イ　統括指導者は、受講者全員が実習を同時に進行できるようにする。

図2-23
① 頭部後屈顎先挙上法の気道確保を行います。
② 右手の2指（人差指、中指）を顎の先に当ててください。
③ 左手は額に当てます。
④ 顎先を持ち上げるようにしながら気道を確保します。

ウ　実習者を交替させる。
エ　統括指導者は、全体的に見て理解できていないところがあれば、解説や展示により補正する。

実　技【手順と手技】

(2) 人工呼吸（口対口人工呼吸）

● 気道を確保したまま、額に当てた手の親指と人差指で傷病者の鼻をつまむ。
● 口を大きく開けて傷病者の口を覆い、空気が漏れないようにして、息を約1秒かけて吹き込む。傷病者の胸が上がるのを確認する。
● 一度口を離し、同じ要領でもう1回吹き込む。

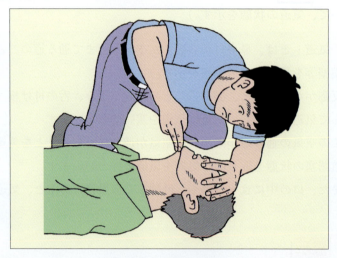

図2-29　鼻をつまむ

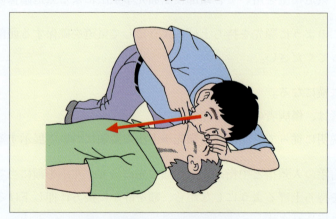

図2-30　胸が上がるのを確認する

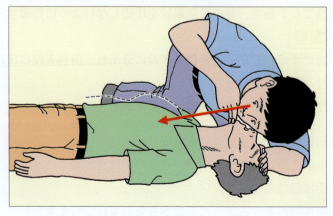

図2-31　呼気を感じる

指　導　要　領

実習指導のポイント

☆　頭部後屈顎先挙上法の要領
　○頭部後屈顎先挙上時の手や肘の格好は正しいか
　○頭部後屈顎先挙上法の実施要領はよいか

【下顎挙上法を指導しなくなった理由】
　下顎挙上法が頭部後屈顎先挙上法に比べて、頸椎の安定化に有利であるとの根拠がないこと、加えて住民が習得することが難しい手技のため、ガイドライン2005以降は、住民の応急手当において下顎挙上法による気道確保は推奨されていません。

(4)　人工呼吸について　説明

図2-32
図2-33
　①　成人に対する人工呼吸は、口対口の呼気吹き込み人工呼吸が最も簡単で効果があるといわれ、基本となる方法です。
　②　訓練を積んでいて、素早く人工呼吸ができる場合は、実施してください。ただし、人工呼吸ができる人でもためらわれる場合は、胸骨圧迫だけでも行ってください。
　③　人工呼吸を行うときは、感染防護具等を使用しなくても感染の危険性は低いといわれていますが、感染防護具等を使用する方がより安心です。

(5)　人工呼吸の要領　展示
　ア　訓練人形及び感染防止用マスク又は消毒用品を準備する。
　イ　統括指導者が説明し、グループ指導者は訓練人形の横に座って感染防止用マスクの装着から口対口人工呼吸までの展示を行う。
　ウ　統括指導者は感染防止用マスクの使用方法を説明し、グループ指導者は感染防止用マスクの使用方法を展示する。
　エ　感染防止用マスクを装着する。
　　※　指導現場に準備したマスクの使用方法に応じた指導を行う。
　オ　気道確保を行う。

図2-23
　①　右手の2指（人差指・中指）を顎の先に当ててください。
　②　左手は額に当てます。
　③　顎先を持ち上げるようにしながら気道を確保します。

　カ　鼻をつまむ。

図2-29
　①　鼻と口は喉の部分でつながっています。
　②　額に当てていた手の親指と人差指で鼻をつまみます。
　③　鼻の付け根をつまむのではなく、先端部分をつまみます。

実 技【手順と手技】

ポイント
- 気道確保のときに指で下顎の柔らかい部分を強く圧迫しないようにする。
- 1回目の吹き込みで胸が上がらなかった場合には、もう一度気道確保をやり直し、吹き込みを試みる。うまく胸が上がらない場合でも、吹き込みは2回までとし、すぐに胸骨圧迫を再開する。
- 簡易型の感染防護具（一方向弁付きの感染防止用シートあるいは人工呼吸用マスク）を持っていると便利である。
- 人工呼吸による感染の危険性は低いが、感染防護具を使用する方がより安心である。
- 傷病者に出血がある場合や、感染防護具を持っていないなどにより口対口人工呼吸がためらわれる場合などには、**人工呼吸を省略し、すぐに胸骨圧迫に進む。**

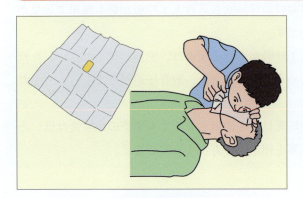

図2-32　一方向弁付感染防止用シート

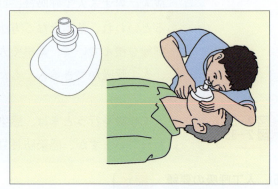

図2-33　一方向弁付人工呼吸用マスク

乳児
- 気道確保時、極端に頭を後屈させるとかえって空気の通り道を塞ぐことになるので気をつける。
- 乳児の大きさでは、成人と同じような口対口人工呼吸を実施することが難しい場合がある。この場合は、乳児の口と鼻を同時に自分の口で覆う口対口鼻人工呼吸を行う。

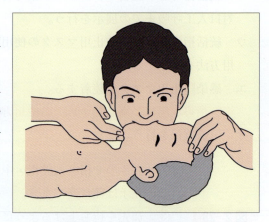

図2-34　口対口鼻人工呼吸

指　導　要　領

キ　傷病者の口を完全に覆い、息を吹き込む。

図2-30
① 傷病者の口を完全に覆います。
② 軽く胸が上がる程度、1秒かけて息を吹き込みます。

ク　呼気を感じる。

図2-31
① 吹き込み終わったら、口を離し、自然に出てくる呼気を感じながら、上がった胸が沈むのを確認します。
② 2回目を吹き込みます。

(6) 人工呼吸の要領　実習

　ア　グループ指導者を各実習班に1名配置する。
　イ　グループ指導者は、受講者全員が実習を体験できるよう順番を指定する。
　ウ　実習は、感染防止用マスクの装着から口対口人工呼吸までを行い、基本要領を習得し、確実に息が入るようにさせる。
　エ　統括指導者は、全体的に見て手順が理解できていないところがあれば、解説や展示により補正する。

実習指導のポイント
○位置・姿勢はよいか　　○気道確保は確実にできているか
○傷病者の口が全て覆われているか　　○鼻の穴がしっかりと塞がれているか
○吹き込み量はよいか（軽く胸が上がる程度）　　○吹き込み時間はよいか（1秒かける）
○吹き込み後の呼気の確認、胸への視線はよいか

　※　人工呼吸がうまくできなくても、胸骨圧迫を行えば十分救命効果が向上することを理解させ、人工呼吸ができないことにより、心肺蘇生をためらうことのないよう配慮する。
　※　過剰な吹き込みを行うと、呼気が食道を通って胃に送り込まれてしまい、胃が膨満することにより、胃の内容物が逆流し、気管に入るおそれがある。ただし、その点を強調しすぎると、人工呼吸の実施を阻害することとなるので注意する。

(7) 小児に対する人工呼吸の要領　説明　実習

　成人に対する人工呼吸と同じであることを説明し、実習を行う。

(8) 乳児に対する人工呼吸の要領　説明　実習

　乳児の場合は、呼吸が悪くなったことが原因で心停止に至ることが成人に比べて多いため、胸骨圧迫に人工呼吸もあわせた心肺蘇生ができるようになることが望ましいと考えられる。

　ア　気道確保

① 成人と同様、人工呼吸の実施には気道確保が必要です。
② 気道確保は頭部後屈顎先挙上法を用いますが、顎先に指を1本又は2本当て、軽く頭を反らせて気道確保を実施します。なお、乳児では頭を反らせすぎると気道確保できないことがあるので注意が必要です。

実 技【手順と手技】

(3) 心肺蘇生（胸骨圧迫と人工呼吸）の継続
- ●人工呼吸の技術を身につけていて、人工呼吸を行う意思がある場合には、胸骨圧迫に人工呼吸を組み合わせる。
- ●胸骨圧迫と人工呼吸の回数は30：2とし、この組み合わせを救急隊員と交代するまで繰り返す。
- ●人工呼吸のやり方に自信がない場合や、人工呼吸を行うために傷病者の口に直接接触することにためらいがある場合には、胸骨圧迫だけを続ける。

> **ポイント**
> ・救助者が二人以上いて、交代可能な場合には、疲労により胸骨圧迫の質が低下しないように、1〜2分間程度を目安に胸骨圧迫の役割を交代する。

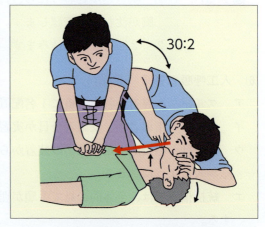

図2-35　胸骨圧迫と人工呼吸の組み合わせ

☆ 胸骨圧迫30回（重要）	☆ 人工呼吸2回（人工呼吸の技術と意思がある場合）
・胸骨圧迫から開始する	・口対口で鼻をつまみながら息を吹き込む
・胸の真ん中（胸骨の下半分）を圧迫する	・胸が上がるのが見えるまで
・強く（胸が約5cm沈むまで） 　（小児は胸の厚さの約3分の1沈むまで）	・1回約1秒間かけて
・速く（1分間に100〜120回のテンポ）	・2回続けて試みる
・絶え間なく	・10秒以上かけない
・圧迫と圧迫の間は、胸が元の高さに戻るまで、十分に力を抜く（胸から手を離さずに）	

指　導　要　領

イ　人工呼吸

図2-34
> ①　乳児では、口と鼻の距離が近いことから、成人のように口対口人工呼吸の実施が困難です。そのため傷病者の口と鼻を同時に覆う「口対口鼻人工呼吸」を行います。
> ②　吹き込み要領は成人と同様に、軽く胸が上がる程度、1秒かけて行います。
> ③　人工呼吸は2回行います。

(9)　質問を受ける。

(10)　小まとめ

(11)　心肺蘇生の継続の指導要領

　ア　心肺蘇生の継続の要領　**説明**

図2-35
> ①　胸骨圧迫30回と人工呼吸2回の組み合わせを絶え間なく、続けて行ってください。
> ②　胸骨圧迫を絶え間なく行うため、胸骨圧迫と人工呼吸の間の移動や移動した後の胸骨圧迫や人工呼吸の開始は、できるだけ速やかに行います。
> ③　胸骨圧迫は非常に体力を必要とします。時間が経過すると圧迫が弱くなったり、遅くなったりするので注意が必要です。
> 　　救助者が複数いる場合は、胸骨圧迫を1～2分を目安に交替しましょう。
> ④　心肺蘇生は、救急隊に引き継ぐまで継続します。ただし、傷病者に普段どおりの呼吸が戻ったとき、傷病者に何らかの目的のあるしぐさが出現したときは中止します。
> ⑤　胸骨圧迫の中断時間を少なくするため、人工呼吸は必要以上に時間をかけないで実施します。

　イ　心肺蘇生の継続の要領　**展示**　**実習**

　　グループ指導者は、反応の確認から人工呼吸までの一連の手順を展示する。

　　展示後実習を行う。

　ウ　質問を受ける。

　エ　小まとめ

実 技【手順と手技】

⑦ AEDの使用

(1) AEDの準備と装着
- 心肺蘇生を行っている際に、AEDが届いたらすぐにAEDを使う準備を始める。
- AEDにはいくつかの種類があるが、どの機種も同じような手順で使えるように設計されている。AEDは電源を入れると音声メッセージと点滅するランプで実施すべきことを指示してくれるので、落ち着いてそれに従う。

① AEDを傷病者の近くに置く
② AEDの電源を入れる
- AED本体のふたを開け、電源ボタンを押す（ふたを開けると自動的に電源が入る機種もある。）。

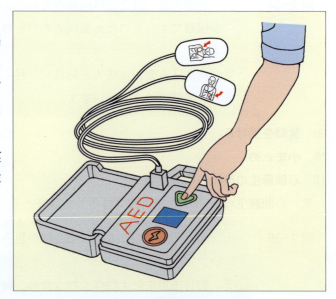

図2-36　AEDの電源を入れる

- 電源を入れたら、それ以降は音声メッセージと点滅するランプの指示に従って操作する。

③ 電極パッドを貼る
- 傷病者の衣服を取り除き、胸をはだける。
- 電極パッドの袋を開封し、電極パッドのシールをはがし、粘着面を傷病者の胸部にしっかりと貼り付ける（貼り付ける位置は電極パッドに絵で表示されているので、それに従う。）。この間も胸骨圧迫はできるだけ続ける。
- 機種によっては電極パッドのケーブルを接続するために、ケーブルのコネクタをAED本体の差込口（点滅している。）に差し込むものがある。
- 2枚の電極パッドが一体になったタイプもある（p.167参照）。

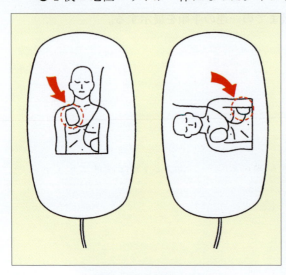

図2-37　電極パッド

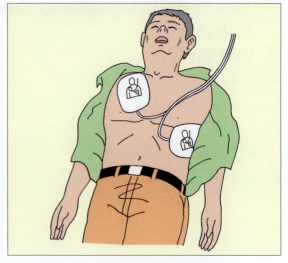

図2-38　電極パッドを貼り付ける位置

指　導　要　領

⑦・⑧　AEDの使用法の指導要領

　心臓突然死の多くは、生命に関わる重症不整脈によって引き起こされ、救命するには一刻も早い除細動（電気ショック）が必要である。AEDは重症不整脈を治療するための装置であり、電源を入れ、傷病者の胸に電極パッドを貼るだけで、器械が自動的に心電図をチェックし、除細動が必要かどうかを判断するなど、非医療従事者でも簡単な操作で、使用することができる。

(1)　AEDの必要性　　説明

　　反応がなく普段どおりの呼吸がない心停止の傷病者は、心臓のリズムが異常（不整脈）になっている場合がよくある。リズムが異常なら、心肺蘇生だけでなく、AEDによる除細動もすぐに必要となる。除細動は、異常な心臓のリズムを停止させ、正常なリズムに戻すことができる唯一の治療法で、AEDがあれば誰にでもできる救命処置である。

　　このため反応のない人を発見した場合は、119番通報するとともにすぐにAEDを取り寄せ、普段どおりの呼吸が認められなければ心肺蘇生を行うとともにAEDを使用することが重要となる。

(2)　操作上の注意点　　説明

　　AEDは、①器械が自動的に心電図を解析し、②音声メッセージにより操作できる仕組みになっていて、③使用者に医学的な知識がなくても安全に使用できる。しかし、操作するに当たっていくつかの注意点がある。

　ア　AED操作前の注意点

　　傷病者が「反応なし」「普段どおりの呼吸なし」であること。

図2-39

> ①　「反応」や「普段どおりの呼吸」のある傷病者にAEDを使用することはできません。
> ②　AEDは小児や乳児にも使用できます。未就学児（約6歳まで）にAEDを使用する場合には、小児用電極パッド（小児用モード）を用います。小児用電極パッド（小児用モード）がない場合は、成人用電極パッドを使用します。未就学児（約6歳まで）以外に小児用電極パッドを使用してはいけません。
> ③　体の小さな小児にやむを得ず成人用の電極パッドを使用する際は、2枚の電極パッドが触れ合うことがないように注意してください。

図2-40

> ④　電極パッドを貼る位置はパッドに表示されたとおりとし、成人と違い前胸部と背部に貼るように表示されている場合もあります。この場合、電極パッドの上から胸骨圧迫を行う必要があります。
> ⑤　成人用・小児用の電極パッドにかかわらず、乳児の体格が小さいため、どのように貼ってもパッド同士の重なりが避けられない場合、AEDは使用できません（心肺蘇生を継続して実施してください。）。

　イ　電極パッドを貼る前の注意点
　　①　傷病者の衣服を取り除いているか。

> ○　AEDが到着し電源を入れたら、傷病者の胸をはだけます。

　　②　胸骨圧迫を継続しているか。

実　技【手順と手技】

小児

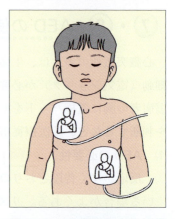

図2-39　小学生以上には成人用の電極パッドを使用する

- 小児にも成人と同じく AED を使用でき、手順も成人に対する場合と同じである。
- 小学生以上には成人用電極パッドを使用する。
- 未就学児（約6歳まで）には小児用電極パッド（小児用モード）を使用するが、小児用電極パッド（小児用モード）が備わっていない場合には、成人用電極パッドを使用する。
- 電極パッドを貼る位置は、電極パッドに表示されている絵に従う。
- 成人用の電極パッドを使用する際には、パッド同士が接触しないように工夫が必要である。

乳児

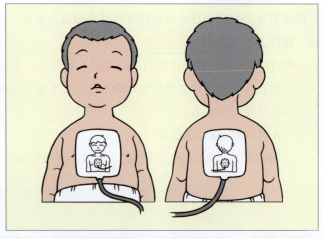

図2-40　小児用の電極パッド（胸と背中に貼るタイプ）を貼り付ける位置

- 乳児にも成人と同じく AED を使用する。手順も、成人に対する場合と同じである。
- AED 本体に成人用と小児用の2種類の電極パッドが入っている場合や成人用モードと小児用モードの切替えがある場合には、小児用の電極パッドや小児用モードで使用する。AED 本体に小児用の電極パッドが入っていない場合や成人用モードと小児用モードの切替えがない場合には、入っている電極パッドを使用する。
- 電極パッドを貼る位置は、電極パッドに表示されている絵に従う。

> **参　考**
>
> 小児用の電極パッドの中には、胸と背中に貼るタイプのものもある。

ポイント

- 電極パッドは、右前胸部（右鎖骨の下で胸骨の右）及び左側胸部（脇の5～8cm下）の位置に貼り付ける。
- 電極パッドを貼り付ける際にも、できるだけ胸骨圧迫を継続する。
- 電極パッドは、皮膚との間に隙間を作らないよう、しっかりと貼り付ける。アクセサリーなどの上から貼らないように注意する。
- 小学生以上には小児用の電極パッドを使用してはいけない。

2 救命処置の手順／7 AEDの使用　75

指　導　要　領

○　胸骨圧迫をできるだけ継続しながら、電極パッドを貼ります。

③　傷病者の胸が汗や水で濡れていないか。

図2-44　○　濡れている場合はタオル等で拭き取ってから電極パッドを貼ります。

④　胸に貼り薬がないか。

○　貼られている場合は、はがして、その部分を拭いてから電極パッドを貼ります。

⑤　ペースメーカー等の器械が体内に植込まれていないか。

図2-45　○　ペースメーカーが胸に植込まれている場合は、こぶ状に皮膚が盛り上がって下に固いものが触れます。その場合は、これを避けて電極パッドを貼ります。

ウ　解析・ショックボタンを押すときの注意点

図2-41　①　AEDの電極パッドを傷病者に貼り付けると、AEDは心臓のリズムの解析を始め、電気ショックを加える必要があるかどうか調べます。この間、傷病者に触れてはいけません。「みなさん、離れて!!」と声に出して言います。

図2-42　②　AEDから「ショックが必要です。」や「除細動が必要です。」という音声メッセージが流れた場合は、傷病者から離れ、誰も傷病者に触れていないことを確認した上で、ショックボタンを押して、電気ショックを加えます。

ＡＥＤ操作の注意点
○傷病者に反応や普段どおりの呼吸がないこと
○胸に貼り薬はないか
○胸が水で濡れていないか
○ペースメーカー等の器械が体内に植込まれていないか

---

(3)　AED操作　**展示**

ア　訓練用人形及びAEDトレーナーを準備する。

イ　統括指導者の説明で、グループ指導者が部分ごとの展示を行う。

①　最初に電源を入れる。

図2-36　①　まず電源を入れます。
②　ふたを開けると電源が入るものと、ボタンを押すものがあります。
③　電源が入ると、次に何をするかAEDから音声メッセージが流れます。

実　技【手順と手技】

(2) 心電図の解析
- 電極パッドを貼り付けると、そのことをAEDが自動的に感知して「傷病者から離れてください。」などの音声メッセージが流れ、自動的に心電図の解析が始まる。
　このとき、AEDの操作者は「みなさん、離れて!!」と注意を促し、誰も傷病者に触れていないことを確認する。
- AEDは、電気ショックを行う必要があると解析した場合には「ショックが必要です。」、必要がないと解析した場合には「ショックは不要です。」などの音声メッセージを流す。
- 「ショックは不要です。」といった音声メッセージの場合は、救助者は直ちに胸骨圧迫を再開する。

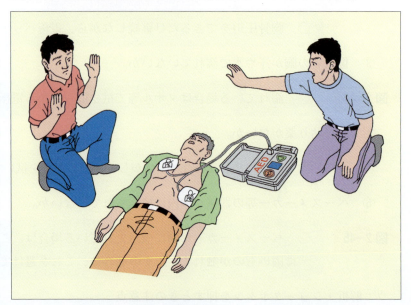

図2-41　解析中は音声メッセージに従い離れる

(3) 電気ショック
- AEDが、ショックが必要と解析した場合は、「ショックが必要です。」といった音声メッセージとともに自動的にエネルギーの充電を始める。充電には数秒かかる。
- 充電が完了すると、「ショックボタンを押してください。」といった音声メッセージとともに、ショックボタンが点滅して、充電完了の連続音が出る。
- AEDの操作者は、「ショックを行います。みなさん、離れて!!」と注意を促し、誰も傷病者に触れていないことを確認して、ショックボタンを押す。

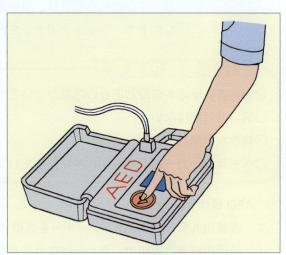

図2-42　ショックボタンを押す

ポイント
- AEDの操作者は、ショックボタンを押す際は、必ず自分も傷病者から離れ、さらに誰も傷病者に触れていないことを確認する。
- 電気ショックによって、傷病者の腕や全身の筋肉がけいれんしたように一瞬ビクッと動くことがある。

指　導　要　領

②　胸に電極パッドを貼る。

図2-38
　○　傷病者の衣服を取り除き、電極パッドに付いているプラスチックのシールをはがし、傷病者の胸に直接貼ります。電極パッドの一方は傷病者の右前胸部（右鎖骨の下で胸骨の右）及び左側胸部（脇の5～8cm下）に貼ります（電極パッドの表面にも貼り付ける位置が表示されています。）。

図2-39
図2-40
　①　小児・乳児についても、電極パッドに表示されている絵に従い、電極パッドを貼ります。機種によって、胸と背中に貼るタイプのものもあります。
　②　小児・乳児の場合、体格によっては電極パッドの上から胸骨圧迫を行う場合もあります。
　③　電極パッドとAED本体が分離している機種では、電極パッドを貼り付けた後にケーブルのコネクタを接続します。

③　心電図を解析する。

図2-41
　①　電極パッドを貼った後は、AEDが自動的に心電図を解析し、電気ショックが必要かどうかを調べます。
　②　このとき、傷病者から絶対に離れていなければなりません。「みなさん、離れて！」と声を出し、自分自身も離れます。

④　ショックボタンを押す。

図2-42
　①　AEDが「ショックが必要です。」などの音声メッセージを出したら「みなさん、離れて！」と声を出して離れます。
　②　誰も傷病者に触れていないことを確認してから、ショックボタンを押してください。
　　　電気ショックをすると傷病者の腕や全身の筋肉が一瞬けいれんするように動きます。

図2-43
　③　電気ショックが完了すると、「直ちに胸骨圧迫を開始してください。」などの音声メッセージが流れますので、これに従って直ちに胸骨圧迫を再開します。胸骨圧迫30回、人工呼吸2回の組み合わせを続けます。
　④　心肺蘇生を再開して約2分間経ったらAEDは自動的に心電図の解析を再び行います。音声メッセージに従って傷病者から手を離し、周りの人もAEDから離れます。
　⑤　救急隊に傷病者を引き継ぐか、傷病者が動き出す、うめき声を出す、あるいは普段どおりの呼吸が出現するまで、心肺蘇生とAEDの使用の手順を約2分間おきに繰り返します。
　⑥　救急隊に傷病者を引き継ぐまで、電極パッドは傷病者に貼ったままでAEDは作動させておきます。
　⑦　救急隊が到着したら、傷病者の倒れていた状況や実施した応急手当（心肺蘇生、

実　技【手順と手技】

(4) 心肺蘇生の再開
● 電気ショックを行ったら、**直ちに胸骨圧迫から心肺蘇生を再開する。**
　胸骨圧迫30回、人工呼吸2回の組み合わせを続ける。

ポイント
- AEDによる心電図の解析や電気ショックなど、やむを得ない場合を除いて、胸骨圧迫と人工呼吸をできるだけ絶え間なく続けることが大切である。

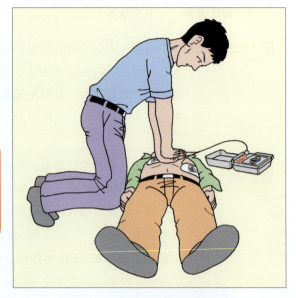

図2-43　直ちに胸骨圧迫を再開

⑧ AEDの使用と心肺蘇生の継続

● 心肺蘇生を再開して2分ほど経ったら、AEDは自動的に心電図の解析を再び行う。音声メッセージに従って傷病者から手を離し、周りの人もAEDから離れる。
● 以後は、心肺蘇生とAEDの使用の手順を、約2分間おきに救急隊員と交代するまで繰り返す。

参　考

● 心肺蘇生を中止するのは
① 救急隊員と交代したとき
　救急隊が到着したら、傷病者の倒れていた状況、実施した応急手当（心肺蘇生）、AEDによる電気ショックの回数などを伝える。なお、AEDは自動的に心電図波形や加えたショックの回数等を記録している。
② 普段どおりの呼吸や目的のあるしぐさが出現したとき
　ただし、気道確保が必要になるかもしれないため、慎重に傷病者を観察しながら救急隊を待つ。この場合でも、AEDの電極パッドは、はがさず電源も入れたままにしておく。

指　導　要　領

> AEDによる除細動の回数など）を伝えてください。傷病者の治療に必要な大切な情報です。

ウ　指導者の説明に従って、展示者はAEDの操作を通して行う。
エ　AEDの操作方法について再度確認する。

> ①　電源を入れます。
> ②　電極パッドを貼ります。
> ③　解析中は傷病者から離れます。
> ④　傷病者に誰も触れていないことを確認してショックボタンを押します。

(4)　AED操作　**実習**

ア　グループ指導者を各実習班に1名ずつ配置する。
イ　グループ指導者は、受講者全員が実習を体験できるよう順番を指定する。
ウ　実習は心肺蘇生実施中にAEDが到着したという設定で実技をスタートし、電気ショック実施後、胸骨圧迫から心肺蘇生再開までを1セットとする。
エ　一人2セット以上の電気ショック実施を目標に指導する。

実習指導のポイント
- 最初に電源を入れているか
- 電極パッドを貼る前に注意点を確認しているか
- 電極パッドを貼る位置はよいか
- 解析・電気ショック時に傷病者に誰も触れていないことを確認しているか
- メッセージに従って操作しているか
- 電極パッドを貼るときも、胸骨圧迫を継続しているか

(5)　質問を受ける。
(6)　小まとめ

実　技【手順と手技】

参　考

こんな場合は？
① 電極パッドを貼る場合
　●傷病者の胸が濡れているとき
　　　濡れているときは、タオル等で拭き取ってから電極パッドを貼る。
　●胸に貼り薬があり電極パッドを貼る際に邪魔になるとき
　　　貼り薬には、ニトログリセリン製剤や喘息薬などがある。貼られている場合ははがして、肌に残った薬剤を拭き取ってから電極パッドを貼る。
　●心臓ペースメーカーや除細動器を植込む手術を受けているとき
　　　胸の皮膚が盛り上がっており、下に固いものが触れるので分かる。そのときは、心臓ペースメーカーや除細動器の出っ張りのある部分を避けて電極パッドを貼る。

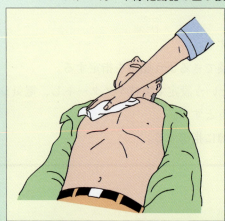
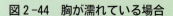
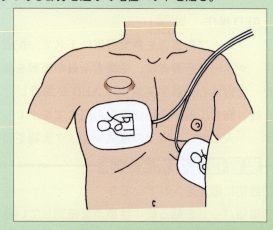

図2-44　胸が濡れている場合　　　図2-45　心臓ペースメーカーなどが皮膚の下に植込まれている場合

② 電気ショックの適応がない場合（図2-43・⑦⑷を参照）
　　心電図解析の後、「ショックは不要です。直ちに胸骨圧迫を開始してください。」などの音声メッセージが流れたら、心臓のリズムは電気ショックの適応（心室細動）ではない状態で心停止が続いていることを指す。この場合には、メッセージに従って直ちに胸骨圧迫から心肺蘇生を再開する。「ショックは不要です。」は、心肺蘇生が不要だという意味ではないので、誤解しないこと。

2 救命処置の手順／8 AEDの使用と心肺蘇生の継続

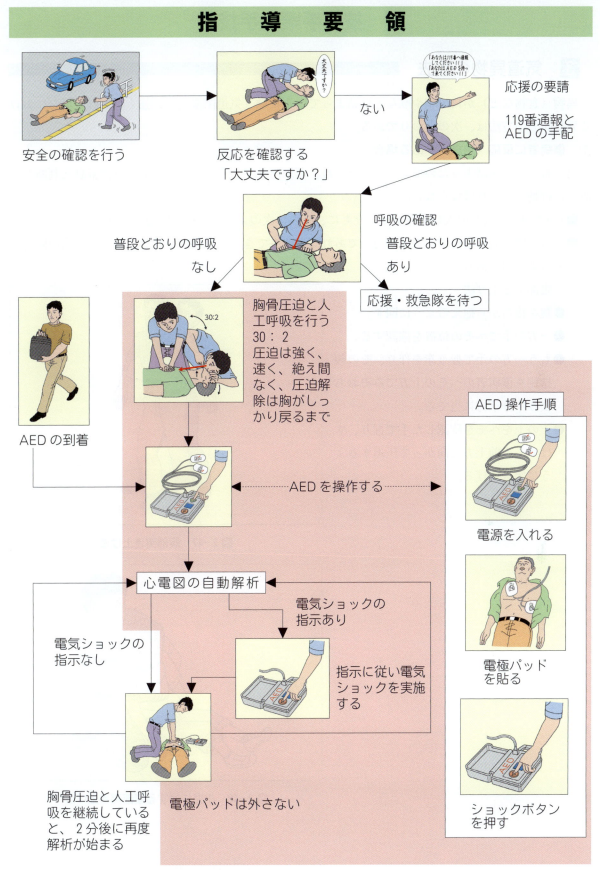

○ AEDは　　　　　の範囲内で使用できる。
○ 普段どおりの呼吸"なし"と判断したら、できるだけ早くAEDを使用することが重要である。

図2-46　AED使用の流れ

実　技【手順と手技】

3 気道異物の除去

　異物（食物など）が口の中や喉などに詰まっている状態（気道閉塞）が、強く疑われる場合における異物除去の方法は、次のとおりである。

(1) **傷病者に反応（意識）がある場合**

　傷病者に「喉が詰まったのですか？」と尋ね、声が出せず、うなずくようであれば窒息と判断し、直ちに行動しなければならない。

- ●119番通報を周りの人に依頼するとともに、直ちに次の方法で異物の除去を試みる。
- ●なお、傷病者が咳をすることが可能であれば、咳をできるだけ続けさせる。咳は、異物の除去に最も効果的である。

　ア　腹部突き上げ法
- ●腕を後ろから抱えるように回す。
- ●一方の手でへその位置を確認する。
- ●もう一方の手で握り拳を作り、その親指側を傷病者のへその上方でみぞおちより十分下方に当てる。
- ●その上をへそを確認した手で握り、すばやく手前上方に向かって圧迫するように突き上げる。

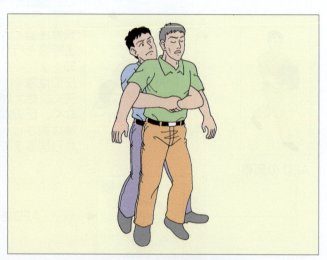

図2-47　腹部突き上げ法

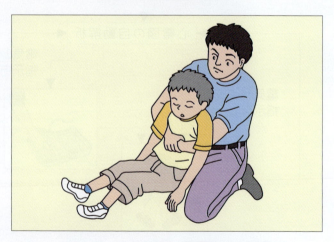

図2-48　小児に対する腹部突き上げ法

指　導　要　領

3　気道異物の除去の指導要領

(1) 異物除去の必要性　　説明

　食べ物などの異物が口の中や喉などに詰まってしまったときには、呼吸ができない状態となり、窒息から死に至ることがあるので、速やかに異物を取り除くことが重要である。

(2) 傷病者に反応（意識）がある場合　　展示

　傷病者に「喉が詰まったの？」と尋ね、声が出せず、うなずくようであれば窒息と判断し、直ちに行動しなければなりません。

> ① 119番通報するよう誰かに頼むとともに、直ちに異物の除去を試みます。
> ② なお、傷病者が咳をすることが可能であれば、咳をできるだけ続けさせます。咳ができれば、異物の除去にもっとも効果的です。

ア　腹部突き上げ法

図2-47
図2-48

> ① 腕を後ろから抱えるように回します。
> ② 片手で握り拳を作り、その親指側を傷病者のみぞおちとへその真ん中に当てます。
> ③ その上をもう一方の手で握り、素早く手前上方に向かって圧迫するように突き上げます。

実　技【手順と手技】

イ　背部叩打法
- ●ひざまずいて、傷病者を自分の方に向けて側臥位にする。
- ●手の付け根で肩甲骨の間を力強く何度も連続してたたく。
- ●背部叩打法は側臥位だけでなく、座位や立位のままで行ってもよい。

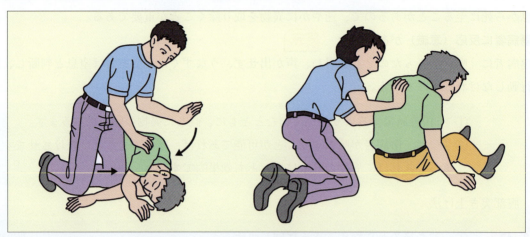

図2-49　背部叩打法

ポイント
- 明らかに妊娠していると思われる女性や高度な肥満者に対しては、腹部突き上げ法は行わず、背部叩打法のみを行う。
- 横になっている、あるいは座っている傷病者が自力で立ち上がれない場合は、背部叩打法を行う。
- 腹部突き上げ法と背部叩打法の両方が実施可能な状況で、どちらか一方を数回行っても効果のない場合は、もう一方を試みる。異物が取れるか反応がなくなるまで、二つの方法を数回ずつ繰り返して続ける。

(2)　傷病者の反応（意識）がない場合

　傷病者に反応がない場合、あるいは最初は反応があって応急手当を行っている際にぐったりして反応がなくなった場合には、**直ちに通常の心肺蘇生の手順を開始する**が、その途中で口の中に異物が見えた場合は異物を取り除く。

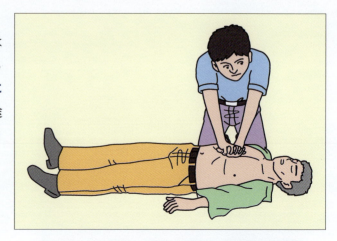

図2-50　反応がない場合、直ちに心肺蘇生を開始

指　導　要　領

イ　背部叩打法

> 図2-49
> ① ひざまずいて、傷病者を自分の方に向けて側臥位にします。
> ② 手の付け根で肩甲骨の間を力強く何度も連続してたたきます。
> ③ 背部叩打法には、上記の側臥位のほか、座位や立位による方法もあります。

(3) 傷病者の反応（意識）がない場合

　反応がない場合、あるいは最初は反応があって応急手当を行っている途中にぐったりして反応がなくなった場合には、直ちに通常の心肺蘇生の手順を開始します。

> 図2-50
> ① 直ちに助けを呼び119番通報し、AEDを手配します。
> ② 胸骨圧迫を30回行います。
> ③ 気道の確保を行い、次に人工呼吸を2回行います（省略可）。人工呼吸が入らない場合はもう一度気道確保をし直し、人工呼吸を行います。人工呼吸が入らなくても合計2回までとします。
> ④ 心肺蘇生を行っている際に、口の中に異物が見えた場合は、異物を取り除きます。
> ⑤ もし、口の中に異物が見えないならば、異物を探すのに時間を費やすことはせずに、胸骨圧迫30回と人工呼吸2回を繰り返します。

実　技【手順と手技】

乳児

　反応がある場合には、乳児に対しては背部叩打法と胸部突き上げ法を、異物を取り除くか、反応がなくなるまで繰り返す。

　ア　背部叩打法
　　●まず救助者の片腕の上に乳児をうつぶせに乗せる。
　　●手のひらで乳児の顔を支えながら、頭側が低くなるような姿勢にして突き出す。
　　●もう一方の手の付け根で、背中の真ん中を力強く数回連続してたたく。

　イ　胸部突き上げ法
　　●救助者の片腕の上に乳児の背中を乗せる。
　　●手のひらで乳児の後頭部をしっかり支えながら、頭側が低くなるようあおむけにする。
　　●もう一方の手の指2本で、両乳頭を結ぶ線の少し足側を目安とする胸骨の下半分を力強く数回連続して圧迫する（心肺蘇生の胸骨圧迫と同じ要領）。

> **ポイント**
> ・乳児に対しては、腹部突き上げ法は行わない。
> ・反応がなくなった場合には、乳児に対する心肺蘇生の手順を開始する。救助者が一人の場合には、まず119番通報し、AEDが近くにあれば手配して、通常の心肺蘇生を行う。

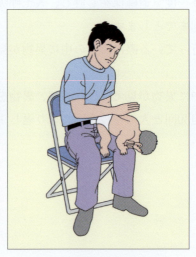

図2-51　乳児への背部叩打法

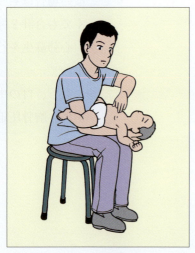

図2-52　乳児への胸部突き上げ法

指　導　要　領

(4) 乳児に対する気道異物の除去の要領

> ① 食事中は目を離さないことや気道異物となりやすいものを乳児の手の届くところに置かないなどの予防策が最も重要です。
> ② 苦しそうで顔色が悪く、泣き声も出ないときは、気道異物による窒息と判断し、まず大声で人を呼び、誰かが来れば119番通報とAEDの搬送を依頼するとともに、直ちに気道異物除去を始めてください。

　ア　反応がある場合

> ① 背部叩打法と胸部突き上げ法を異物が除去できるか反応がなくなるまで繰り返します。
> ② 反応がある場合、大声で助けを呼んでも誰も来なかったときは、自分で119番通報したりAEDを取りに行くことなく、直ちに気道異物除去を始めてください。

　　(ア)　背部叩打法

図2-51
> ① なるべく低い姿勢をとります。
> ② 乳児をうつぶせにし、片手で胸部と下顎を支えて、顎を少し突き出し、上半身がやや低くなるような姿勢にします（乳児の片足を脇の下に挟み、落下防止に注意します。）。
> ③ 肩甲骨と肩甲骨の間を手掌基部（手の付け根）で4〜5回迅速にたたきます。

　　(イ)　胸部突き上げ法

図2-52
> ① 乳児をあおむけにして、片方の腕に背中を乗せ、手のひら全体で後頭部を持ち、上半身がやや低くなるような姿勢にします。
> ② もう一方の手の指2本で、乳児の胸骨圧迫と同じ要領で、両乳頭を結ぶ線の少し足側を目安とする胸骨の下半分を4〜5回圧迫します。

背部叩打法と胸部突き上げ法を、異物が取れるか反応がなくなるまで繰り返します。

　イ　反応がない場合

> ① 反応が初めからない場合又は異物除去中に反応がなくなった場合は、直ちに乳児を床や畳上にあおむけにします。
> ② 大声で助けを呼んでも誰も来なかったときは、まず、自分で119番通報をします。
> ③ 乳児に対する心肺蘇生を開始します。
> ④ 心肺蘇生中に異物が見えた場合は取り除きます。
> ⑤ 異物が見えない場合はやみくもに口の中を探らないでください。また、異物を探すため胸骨圧迫を長く中断しないでください。

(5) 質問を受ける。
(6) 小まとめ

実　技【手順と手技】

第3章
その他の応急手当（ファーストエイド）の実技と指導要領

1 安全の確認と傷病者への基本的な対応

① 安全の確認

　倒れている傷病者へいきなり近寄ると思わぬ事故に巻き込まれるため注意する。負傷者への応急手当よりも自らの安全確保を優先する。路上や線路内であれば、周囲の安全を確認し交通が遮断されていなければ表示板などを利用し交通を遮断する。それでも安全が確保されなければ、警察などによって現場の安全が確保されるまで傷病者には近づかない。土砂災害などの現場では見える範囲に傷病者が倒れていても、自身の安全が確信できなければ傷病者のもとへ近づかない。救助者が巻き込まれれば（二次災害）、その後の救助活動がより複雑になることに留意する（p.52参照）。

② 保温（傷病者の体温を保つ）

　体の冷える場所であったり、寒気の訴えや悪寒（震え）、体温の低下、顔面蒼白、ショック症状（p.112図2-87参照）などが見られる場合には、傷病者の体温が逃げないように乾いた毛布や衣服などで覆う。

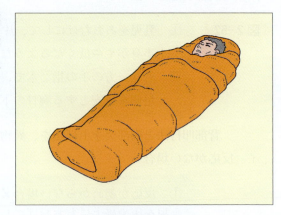

図2-53　保温

ポイント
- 地面やコンクリートの床などに寝かせる場合は、身体が接触している部分から体温が奪われる。そのため身体の上に掛ける物より、下に敷く物を厚くする。毛布の余裕があれば、身体全てをくるむようにする。
- 毛布が少なければ、新聞紙を毛布と身体の間に挟む。また、毛布がなければ新聞紙で身体をくるむだけでも効果がある。
- 登山用品グッズとして市販されているアルミ製の防寒シートも有用である。

指　導　要　領

1　安全の確認と傷病者への基本的な対応の指導要領

　傷病者への基本的な対応とは、安全を確認してから傷病者に接触し、救急隊員や医療従事者が到着するまで若しくは病院に連れて行く間の傷病者の苦痛を和らげ、症状の悪化を防ぎ、傷病者ができるだけ楽な状態を保てるようにすることである。

① 安全の確認の指導要領　説明

（p.53参照）

② 保温（傷病者の体温を保つ）の指導要領　説明

図2-53
①　保温とは、人工的に熱を加えることではなく、体表面からの放熱を防ぐ処置により傷病者自身の適正な体温を保つことをいいます。
②　熱中症などや本人が拒否したとき以外は、原則、毛布等を用いて保温を行います。特に悪寒、体温低下、ショック症状を認めたときには積極的な保温が必要です。

図2-54
図2-55
③　毛布、新聞紙、アルミシートなどで背面を含めて包みます。
④　傷病者を暖かい環境に移します（寒冷の環境にあり、移動・移送が可能な場合）。
⑤　衣服、体幹が濡れている場合には、気化熱によって体温が奪われるので、濡れた衣服は脱衣させ、体表面が濡れている場合は乾いたタオルなどで拭いてから保温します。
⑥　アルミシートは、金色の面を外側にして包むことで、保温し、体温の低下を防ぎます。
⑦　傷病者が息苦しさを感じていたり、顔色が悪い、意識状態に異常がある場合には、身体の緊縛をとるために、ベルトや襟元などを緩めます。緩める際には、できるだけ安静に配慮し、傷病者に説明しながら行います。公衆の面前などでは、プライバシーへの配慮が必要な場合があります。

実 技【手順と手技】

- 熱中症などの場合を除き、季節に関係なく実施する。
- 濡れた衣服は脱衣させ、体表面が濡れている場合は乾いたタオルなどでよく拭いてから保温する。

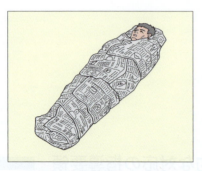
図2-54　新聞紙による保温

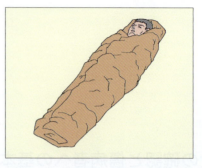
図2-55　アルミシートによる保温

③ 体位管理

- 傷病者に意識があって自分で動けるのであれば、一般に傷病者はおのずから自身が最も楽に感じる体位を取る。その体位が、傷病者の呼吸や循環に最も適した体位であると考えてよい。傷病者に意識があれば、傷病者の選んだ体位を優先し、救急隊が到着するまでそれを保つ。
- 急激な体位変換や本人が嫌がる体位への変換は、循環や呼吸状態を急激に悪化させる場合があるので、できるだけ避ける。体位を変える場合には前もって声を掛ける。
- 反応はないが、普段どおりの呼吸をしている傷病者で、嘔吐や吐血などが見られる場合、あるいは救助者が一人であり、傷病者のそばを離れる場合には、傷病者を横向きに寝た姿勢（回復体位・側臥位）にする。長時間同じ姿勢になっていると、傷病者の下になっている側の神経などが圧迫され、障害を来すことがある。救急隊が到着するまでに時間がかかる場合などでは30分を目途に反対向きにする。
- 心肺蘇生が必要となる場合には、あおむけ（仰臥位）にする。この場合は、頭や首（頸椎）がねじれないよう頭を支えながらあおむけにする。
- 意識がない場合には、体位にかかわらず、気道閉塞や吐物による窒息に留意する。

① 仰臥位
- 背中を下にした水平な体位である。
- 観察や応急手当に最も適した体位である。
- 心肺蘇生はこの体位以外ではできない。
- 意識がない場合は舌根沈下などにより気道閉塞を起こすことがある。頭部後屈顎先挙上法などにより気道確保が必要となる。
- ショック状態の傷病者（p.112参照）の体位にも適している。

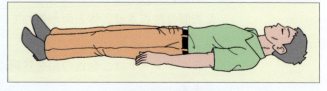
図2-56　仰臥位

指　導　要　領

③ 体位管理の指導要領　説明

① 体位管理とは、傷病者に適した体位（姿勢）を保つことによって、呼吸・循環機能を維持し、苦痛を和らげ、症状の悪化を防いだり、軽減することを目的とした手当です。
② 傷病者が希望する体位となるように介助することが原則です。
③ 傷病者が自ら希望の体位を取ることができない状況であれば、できるだけ症状に適応した体位を取ります。
④ 体位を変換する場合には、病態が変化することもあるので、傷病者を慎重に観察しながら行わなければなりません。

実　技【手順と手技】

② 腹臥位
- 腹ばいで、顔を横に向けた体位である。基本的に、応急手当の際にこの体位を取ることはない。
- 顔色の変化や状態の急変などの観察がしにくく、対応が遅れがちになる。
- 時に口鼻が埋もれて気道閉塞となり、危険な場合がある。
- 心停止時には、全く対応が不可能になる。

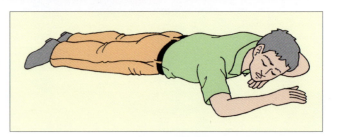

図2-57　腹臥位

③ 回復体位
- 傷病者を横向きに寝かせた姿勢である。傷病者の下になる腕を前に伸ばし、上になる腕を曲げ、その手の甲に傷病者の顔を乗せるようにする。横向きに寝た姿勢を安定させるために傷病者の上になる膝を約90度曲げ前方に出す。下顎を前に出して（頭部を後屈させ）気道を確保するようにする。
- 意識のない傷病者や、嘔吐している傷病者の気道閉塞予防に適している。
- 普段どおりの呼吸をしていることが条件であり、普段どおりの呼吸をしているか観察を続ける。
- 普段どおりの呼吸が見られなくなった場合には、仰臥位にして、すぐに胸骨圧迫を開始する。

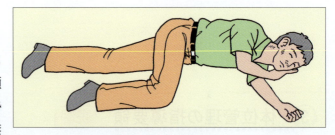

図2-58　回復体位

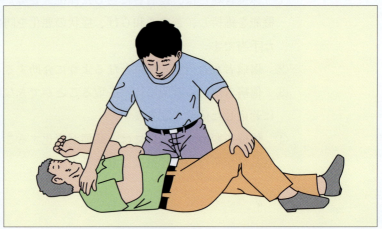

図2-59　回復体位にするときの構え方

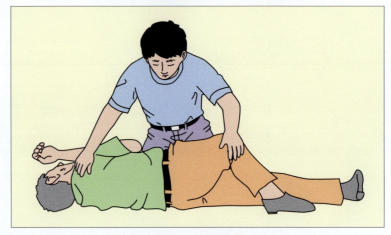

図2-60　手前に起こす

指　導　要　領

(1) 回復体位の必要性　**説明**

図2-58　① 呼吸の確認を行ったときに、普段どおりの呼吸が確認できた場合、又は心肺蘇生を行っている中で普段どおりの呼吸が戻った場合、目的のあるしぐさが出現した場合に、回復体位とします。
② これは、意識のない傷病者が吐物を誤嚥(ごえん)してしまい、窒息することを防ぐ目的で行います。

(2) 回復体位　**展示**

図2-59　① 傷病者の横にひざまずきます。
② 救助者側にある傷病者の腕を横に伸ばして肘を直角に曲げて手のひらを上に向けます。反対側の腕は胸の前に置きます。
図2-60　③ 救助者側でない方の傷病者の膝を立てて、肩と膝をつかみ、身体を引き寄せるように起こして横向きにします。
④ 傷病者の上側の手の甲を頬の下に入れ、気道を確保（頭部後屈顎先挙上法）します。
図2-58　⑤ 傷病者の上側になった肘と膝を軽く曲げ、姿勢を安定させます。これを回復体位といいます。

(3) 回復体位　**実習**

ア　受講者を2名1組にする。救助者役と傷病者役に分かれ、傷病者役は床に横になり、救助者役の受講者は傷病者役の左手横に座らせる。
イ　統括指導者は、受講者全員が実習を同時に進行できるようにする。

図2-59　① 傷病者の横にひざまずきます。
② 救助者側にある傷病者の腕を横に伸ばして肘を直角に曲げて手のひらを上に向けます。反対側の腕は胸の前に置きます。
図2-60　③ 救助者側でない方の傷病者の膝を立てて、肩と膝をつかみ、身体を引き寄せるように起こして横向きにします。
④ 傷病者の上側の手の甲を頬の下に入れ、気道を確保（頭部後屈顎先挙上法）します。

実 技【手順と手技】

④ 半座位
- 上体を軽く起こした体位である。
- 心不全や呼吸不全など、呼吸困難がある傷病者に適している。
- 意識の状態が悪くなったら、仰臥位にする。

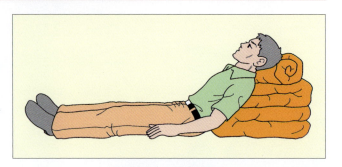

図2-61　半座位

⑤ 座 位
- 完全に座った体位である。
- 心不全や呼吸不全など、呼吸困難がある傷病者に適している。
- 意識の状態が悪くなったら、仰臥位にする。

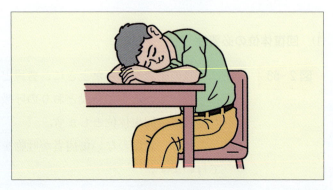

図2-62　座位

⑥ ショック体位
- 仰臥位で下肢を高くした体位である。
- ショックの傷病者に適しているとして勧められてきたが、生命に対する効果は明らかでない。ショックを疑う傷病者の体位は仰臥位でよい。
- 心不全や呼吸不全では、病状を悪化させることがある。

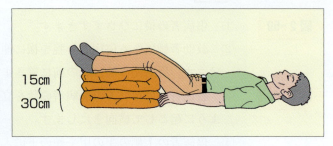

図2-63　ショック体位

2　搬送法

現場が安全であれば、傷病者を動かさずに救急隊を待ったほうが無難である。傷病者や救助者の安全確保のために移動が必要な場合には、傷病者の搬送を考慮する。

(1) 担架搬送法
- 原則として傷病者の足側を進行方向にして搬送する。搬送中は、動揺や振動を少なくする必要がある。搬送中は保温することを基本とする。

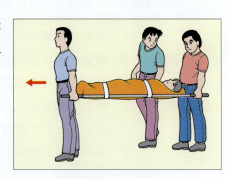

図2-65　搬送の基本

指　導　要　領

図2-58　⑤　傷病者の上側になった肘と膝を軽く曲げ、姿勢を安定させます。

ウ　統括指導者は、全体的に見て手順が理解できていないところがあれば、解説や展示により補正する。

参　考

●HAINES体位（ハイネス）

脊椎損傷が疑われる傷病者を回復体位にせざるを得ない場合にはHAINES体位が望ましいとされている。HAINESとは、High Arm In Endangered Spine（脊椎損傷の危険性のある場合における上肢挙上）の略であり、気道の開通を維持しながら頸椎の動揺を最小限とすることを目的とした回復体位である。HAINES体位では傷病者の下になる腕を頭側に伸展し、その腕に頭部が乗るようにして体を回転し側臥位とした後に、傷病者の両膝を屈曲させる。

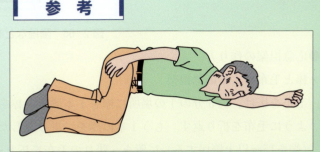

図2-64　HAINES体位

2　搬送法の指導要領

(1)　搬送の原則　　**説明**

①　傷病者の搬送は、現場に新たな危険が迫ってきて安全確保の必要性が生じた場合に考慮します。
②　傷病者を搬送する前に、まず必要な手当を行います。
③　傷病者に最も適した体位で搬送します（傷病者の希望する体位が原則です。）。
④　動揺を極力防止する方法で安静に搬送します。
⑤　搬送は、安全かつ確実に行います。

実　技【手順と手技】

●階段など傾斜のある場所を移動するときは、傷病者の頭側が高くなるように、上りは頭側を進行方向に、下りは足側を進行方向に向けて搬送する。

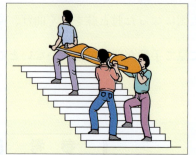 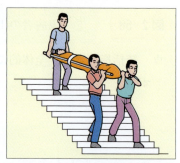

図2-66　階段などを上る場合　　図2-67　階段などを下る場合

●応急担架の作り方

・棒と毛布による応急担架

　毛布を広げ、約3分の1の場所に棒を1本置き、棒を包み込むように毛布を折り返す。もう1本の棒を、折り返した毛布の上（端を15cm以上確保する）に置き、残りの毛布を折り返す。

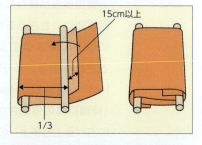

図2-68　棒と毛布による応急担架

・衣服を用いた応急担架

　5着以上の上着を用意し、ボタンがあればかけたまま両そでに棒を通す。

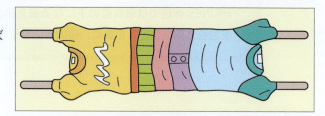

図2-69　衣服を用いた応急担架

・毛布を利用した応急担架

　毛布の両端を丸め持ちやすくして握り、持ち上げて搬送する方法である。棒がない場合で、4名以上の救助者がいる場合に適している。

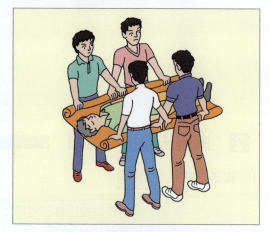

図2-70　毛布を利用した応急担架

(2)　担架を用いない搬送法（徒手搬送法）

担架等の器具がない場合に、緊急に傷病者を移動させる方法である。

ポイント
・徒手搬送は、いかに慎重に行っても傷病者に与える負担が大きいため、必要やむを得ない場合にとどめる。

指 導 要 領

(2) 搬送の注意事項　**説明**

> ① 搬送中も観察を継続します。
> ② より安全で確実な搬送方法を選択します。
> ③ 搬送用資器材（担架）の使用が原則です。
> ④ 指導に際しては、受講者のけが（落下や腰痛）に十分配慮する必要があります。
> ⑤ 搬送に際して粗暴にならないように注意し、搬送中は傷病者に声を掛けるなどし、容態について観察を継続します。

(3) 担架搬送法　**説明**

図2-65
図2-66
図2-67

> ① 担架搬送は、傷病者の状態を悪化させないように搬送するための重要な手段です。
> ② 歩行が困難である傷病者、どのような傷病か明らかでない傷病者は、担架搬送が原則となります。
> ③ 担架に傷病者を乗せて持ち上げたり、搬送するには、十分な体力、バランス感覚が必要です。
> ④ 傷病者を担架で搬送する際は、必ず固定バンドで傷病者の身体を固定し、傷病者の安全を確保します。
> ⑤ 担架を持ち上げる場合は、必要に応じ両側に補助者を配置するなどし、安全に注意します。

(4) 担架を用いない搬送法（徒手搬送法）　**説明**

図2-71
～
図2-78

> ① 担架等の資器材がない事故現場や狭い場所で搬送資器材を使用できない現場から他の安全な場所へ緊急に移動させるために用いられる方法です。
> ② 傷病者の状態、状況に応じて1名で搬送できるもの、2名で搬送できるものを判断し、最も適している方法を選択します。
> ③ 搬送中は、膝関節、足関節等の弾力性を活用して傷病者への振動等の負担の軽減を図ります。

指導のポイント
○徒手搬送は救助者の腰部への負担が大きいため、指導に際しては受講者の体力などに十分に配慮する。

実 技【手順と手技】

ア　1名で搬送する方法
　●背部から後方に搬送する方法
　　傷病者の背部から抱えて、後方に引きずりながら移動させる方法である。傷病者の両脇から自分の両手を入れて、傷病者の片方の前腕を握り、身体を引き上げ、おしりをつり上げるようにして移動させる。傷病者の下肢やかかと等を引きずるので、そのあたりの損傷に注意する。

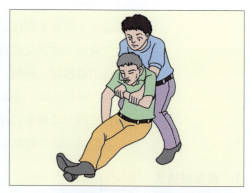
図2-71　背部から後方に搬送する方法

　●背負って搬送する方法
　　傷病者の両腕を交差又は平行にさせ、両手を持って搬送する。最初、傷病者の体位は仰臥位として、救助者は「添い寝」するような形で背中を傷病者の体側につけ、傷病者の片側の上下肢を確保して背負いながら徐々に中腰まで引き上げる。
　●横抱きで搬送する方法
　　小児、乳児や小柄な人は横抱きにしたほうが搬送しやすい。持ち上げる際は、救助者の腰部への負担にも留意する。

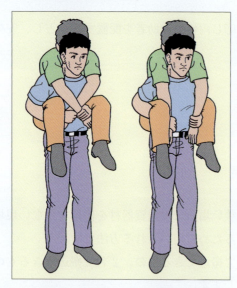
図2-72　背負って搬送する方法

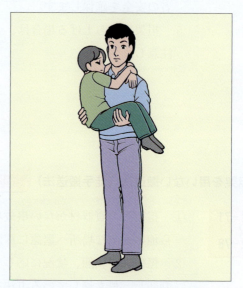
図2-73　横抱きで搬送する方法

　●毛布、シーツを利用して搬送する方法
　　傷病者を毛布やシーツで包んで搬送する。傷病者の胸腹部を圧迫することが多いので注意する。

ポイント
・傷病者や救助者の負担を考え、1名での搬送はやむを得ない場合にとどめる。

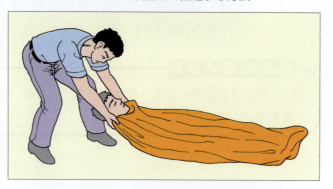
図2-74　毛布を用いた搬送方法

指　導　要　領

実　技【手順と手技】

イ　2名で搬送する方法
　●傷病者の前後を抱えて搬送する方法
　　　1名で背部から抱えて後方に搬送する方法に加えて、もう1名の救助者が傷病者の両足を抱えて搬送する方法である。
　●両手を組んで搬送する方法

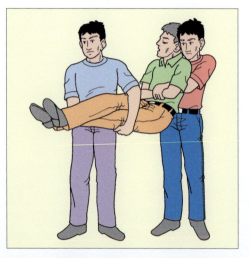

図2-75　傷病者の前後を抱えて搬送する方法

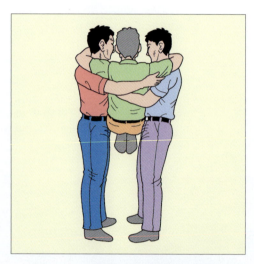

図2-76　両手を組んで搬送する方法

ポイント
・傷病者の首が前に倒れるおそれがあるので、気道の閉塞に注意する。気道の確保は、搬送よりも優先される。
・2名がお互いに歩調を合わせ、搬送に際して傷病者にできるだけ動揺を与えないようにする。

ウ　3名で搬送する方法
　●足側の膝をつき、頭側の膝を立てて座る。
　●両腕を傷病者の下に十分深く入れる。浅いと十分に体重を受け止められない。
　●3名が掛け声とともに同時に行動する。
　●傷病者を持ち上げる瞬間に頭が急激に動揺することがあるので、救助者の1名は頭部をしっかりと保持しておく。

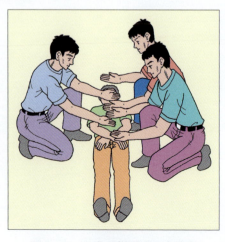

図2-77　3名で搬送する方法①

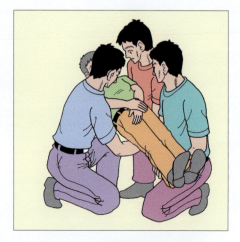

図2-78　3名で搬送する方法②

指　導　要　領

実 技【手順と手技】

3 病気やけがに対する応急手当（ファーストエイド）

① けいれん

　けいれんは脳の電気的な活動の異常によって生じることが多く、脳の機能が一時的に障害される。けいれん発作が生じる直前に異常な感覚（前兆）を認める場合もある。発作中は、身の周りのものでけがをする場合があり、それを防ぐ必要がある。けいれん発作後は意識がもうろうとしたり、眠ってしまうことがよくある。

◎応急手当のポイント

- けいれんへの対応で重要なことは、発作中の転倒などによるけがの予防と気道確保である。発作中は、机や椅子など、周りのものでけがをしないように傷病者を守る。階段があればそこから遠ざける。
- 可能であれば、頭の下にタオルやクッション等を敷く。
- けいれんする体を無理に押さえつけると骨折などを起こすことがあるので、行わない。
- 舌をかむのを防ぐために口にタオルなどをかませたり、指を口に入れる必要はない。かえって歯の損傷や窒息などの原因となる。救助者の指がかまれる危険もある。
- 通常、発作は2分以内に自然におさまる。5分以上持続する場合（けいれん重積状態）は生命の危険があり、直ちに119番通報する。
- けいれんがおさまれば反応を確認する。反応がなければ心停止の可能性があるため、救命処置の手順に従う。ただし、けいれん発作の既往歴がある傷病者が、これまでと同じ発作を起こした場合は意識が戻るまで回復体位にして気道を確保し様子を見る。

② 熱中症

　熱中症とは、暑熱環境下で生じる、脱水や体温上昇などの身体の異常の総称である。体内の水分や塩分（ナトリウムなど）のバランスが崩れたり、体内の調整機能が破綻したりする。重度の熱中症では命に関わる場合もあるが、適切な予防法でその発症を抑えることができ、適切な応急処置により救命することが可能である。

　熱中症は、気温や湿度、風通しなどの環境因子のみならず、年齢、体調、既往症などのほか、運動や労働などの活動状況などによって発症する。炎天下での運動や労働だけでなく、冷房のない暑い室内や車中でも生じる。特に認知症、精神疾患、心臓病などの持病がある高齢者はリスクが高い。天気予報などの熱中症情報に注意し、リスクの高い日には暑い場所での過度な運動や労働を避けて、水分をこまめに摂るなどの予防に心掛ける。

　熱中症の危険度を示す指標に暑さ指数（WBGT）がある。気温と同じ単位である「℃」で表される。気温、湿度、日射・輻射（ふくしゃ）などの気象条件によって決まり、28℃を超えると熱中症の厳重警戒レベルとなる。

　熱中症は、その原因や症状、程度によって「日射病」・「熱けいれん」・「熱疲労」など様々な呼び方をされてきたが、厳密に区別することが難しく、最近ではひとまとめにして「熱中症」と呼ぶことが多い。

指 導 要 領

3 病気やけがに対する応急手当（ファーストエイド）の指導要領

① けいれんに対する応急手当の指導要領 　説明

① けいれんしている傷病者に対しては、発作中のけがの予防が大切です。
② 傷病者の周りに椅子やテーブルなどの物品がある場合には、物品を移動させます。
③ 階段などの危険な場所から遠ざけます。
④ 舌をかむことを予防する目的で、口の中へ物を入れてはいけません。
⑤ けいれん発作後は、気道を確保します。意識のはっきりしない状態が続く場合や、初めてけいれんを起こした場合には、回復体位にして119番通報します。

② 熱中症に対する応急手当の指導要領 　説明

(1) 熱中症とは

○ 熱中症は、その原因や症状・程度によって「日射病」・「熱けいれん」や「熱疲労」・「熱射病」など様々な呼び方をされてきました。しかし、これらは全て共通の原因である暑さや熱によって生じるものであり、それぞれが重なっていたり、移り変わったりするので、厳密には区別することが難しく、ひとまとめにして熱中症と呼ぶことが多くなっています。重症の熱中症は緊急を要する危険な状態で、我が国でも毎年多くの人が熱中症で命を落としています。

(2) 熱中症の発生機序と予防

① 熱中症は必ずしも炎天下で無理に運動したときだけでなく、特に乳児や高齢者は冷房のない暑い室内や車の中に長時間いるだけでも熱中症になります。
② 高温下での作業や運動をする場合は、十分な休息とこまめな水分補給を心掛けるとともに、乳児や高齢者がいる部屋では周りの人が注意することが必要です。

実　技【手順と手技】

(1) 熱中症の症状

　熱中症の重症度は、「具体的な治療の必要性」の観点から、Ⅰ度（現場での応急処置で対応できる軽症）、Ⅱ度（病院への搬送を必要とする中等症）、Ⅲ度（入院して集中治療の必要性のある重症）に分類することができる（表2-1）。呼び掛けへの反応がおかしいなど、意識に障害が見られる場合は、全てⅢ度（重症）に分類され特に留意が必要である。

表2-1　熱中症の症状と重症度分類

分類	症　状	重症度
Ⅰ度	**めまい・失神**　立ちくらみという状態で、脳への血流が瞬間的に不十分になったことを示し、「熱失神」と呼ぶこともある。 **筋肉痛・筋肉の硬直**　筋肉のこむら返りのことで、その部分の痛みを伴う。発汗に伴う塩分（ナトリウムなど）の欠乏により生じる。これを「熱けいれん」と呼ぶこともある。手足の筋肉に痛みを訴えたり、筋肉が勝手に硬直したりすることが最初の症状になることもある。 **大量の発汗**	軽　↓　重
Ⅱ度	**頭痛・気分の不快・吐き気・嘔吐・倦怠感・虚脱感**　体がぐったりする、力が入らないなどがあり、従来から「熱疲労」「熱疲弊」といわれていた状態である。次第に具合が悪くなって体がだるいと訴えたり、気分が悪くなり吐き気がしたり、頭痛が生じることもある。	
Ⅲ度	**意識障害・けいれん・手足の運動障害**　呼び掛けや刺激への反応がおかしい、体にガクガクとひきつけがある、真っすぐ走れない・歩けないなどで、トンチンカンな言動が見られれば危険な状態である。 **高体温**　体に触ると熱いという感触である。従来から「熱射病」や「重度の日射病」といわれていたものがこれに相当する。 　深部体温で40℃を超えると全身けいれん（全身をひきつける）、血液凝固障害（血液が固まらない）などの症状も現れる。	

◎応急手当のポイント

　立ちくらみ、こむら返り、大量の発汗といった症状（Ⅰ度）だけであれば、涼しい環境への避難、脱衣と冷却、水分・塩分の補給で対応する。頭痛、吐き気、倦怠感があるとき（Ⅱ度）は病院を受診させる。意識障害がある、高体温であるなどの症状の場合（Ⅲ度）は、直ちに119番通報し、救急隊が到着するまで冷却を続ける。

① 涼しい環境への避難

　風通しのよい日陰や、冷房が効いている室内などに移動させる。

② 脱衣と冷却

・衣服を脱がせて、体から熱の放散を助ける。

・露出させた皮膚に水をかけて、うちわや扇風機などで風を当てることにより体を冷やす。この気化熱（液体の物質が気体になるときに周囲から熱を吸収すること）を利用した冷却が最も効果的

指導要領

(3) 熱中症の症状

① 手足の筋肉に痛みを訴えたり、筋肉が勝手に硬直したりすることが最初の症状になることもあります。
② 次第に具合が悪くなって体がだるいと訴えたり、気分が悪くなり吐き気がしたり、頭痛やめまいが生じることもあります。
③ 立ちくらみや頭がボーっとして注意力が散漫になるのも典型的な症状です。
④ 興奮状態や不穏な言動が見られれば危険な状態です。
⑤ 大量に汗をかいているうちはまだいいのですが、汗をかかなくなり皮膚が赤く乾いてくると、自分で体温の調節ができなくなり体温が上がってくるので、すぐにでも命に関わる危険性があります。
⑥ 呼び掛けても反応が鈍いようであれば、もはや緊急事態で、直ちに119番通報の必要があります。

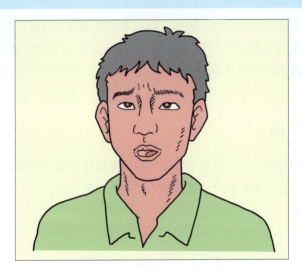

図2-79 熱中症の人の顔付き

(4) 熱中症の応急手当

① まず体温を下げる必要がありますので、涼しい場所へ移動させます。この際、氷水をかけるよりもぬるい水をかけてから風に当てる方が効果的です。氷のうなどが準備できれば、首・脇の下・太ももの付け根などに当てると冷却の助けになります。
② 熱中症の傷病者は発汗によって、脱水状態になっているので水分を十分に補うことも重要です。汗により水だけでなく塩分も失っているので、できれば水だけでなく、少量の塩を加えた水か若しくは最初から塩分の含まれているスポーツドリンクを飲ませるほうが効果的です（傷病者が飲みたくないと言っても励まして飲ませるべきです。）。

実　技【手順と手技】

で安全とされる。
- 氷のうなどがあれば、それを頸部、腋窩部（脇の下）、鼠径部（大腿の付け根）に当てて、皮膚の直下を流れている血液を冷やしてもよい。
- 体温の冷却はできるだけ早く行う。重症者の救命には迅速に体温を下げることが重要である。

③　水分・塩分の補給
- 冷たい飲み物は体を冷却するとともに、失われた水分を補給する。汗で失われた塩分も補える３～８％経口糖質・電解質溶液（市販されている経口補水液やスポーツドリンクなど）が適している。水１Ｌに、砂糖大さじ４～５杯、塩小さじ半分を入れたものなどでも代用できる。それらが手に入らなければ、牛乳、お茶などでもよい。
- ただし、呼び掛けや刺激に対する反応がおかしいなど意識障害がある場合には、水分を経口摂取させると誤ってそれが気道に流れ込む（誤嚥）危険がある。この場合、経口摂取は避け、速やかに119番通報し、病院で点滴による水分・塩分の補給を行う。

④　病院での治療
- 自力で水分の摂取ができないときは、病院での治療が最優先である。
- 救急搬送される熱中症の半数以上がⅡ度ないしⅢ度（表２－１）で、病院での輸液（静脈注射による水分の投与）や厳重な管理（血圧や尿量のモニタリングなど）を必要とする。

※参考／環境省「熱中症環境保健マニュアル」

３　すり傷、切り傷

傷口が土や砂などで汚染されると、感染して傷の治癒を妨げる場合がある。また、予防接種をしていないか、接種から時間が経っていれば、破傷風のリスクも高まる。

◎応急手当のポイント

①　傷口の手当て
- 傷口の手当てでまず必要なのは、止血である（p.108参照）。
- 傷口が汚れているときは、手でつまめる大きなものはつまんで取り除く。それより細かなものは水道の流水で十分に洗い流す。痛みを伴うが傷口の洗浄に効果的である。
- 傷口を洗い流すことで、出血する場合がある。この場合、圧迫止血を行う。
- 傷口の手当の最中に、ショック症状（p.112参照）を生じることがあるので顔色などを観察しながら行う。
- 傷口から骨が飛び出している場合は、水で洗い流さない。
- 救助者は手袋などをして血液に直接触れないように留意する。
- 傷が深いときや汚れがひどいときは、洗浄後の傷口を清潔に保ち、速やかに医師の診察を受ける。

②　包帯法
- 包帯は、傷の保護と細菌の侵入を防ぐために行う。
- 包帯固定だけでは止血効果はあまり期待できない。そのため、出血している場合はまず圧迫止血を行い、止血されたことを確認してから包帯を使用するのが基本となる。
- 傷口が開いている場合や、にじむような出血が続く場合は、ガーゼ等を包帯の下に挟む。
- 包帯は傷を十分に覆うことのできる大きさのものを用いる。
- 伸縮包帯は固定性がよく、ずれにくいので緩く巻くぐらいがよい。

指　導　要　領

③　呼び掛けても反応が鈍くなり、自分で水が飲めない傷病者に対して、無理に飲ませようとして水を口に入れることは、かえって誤嚥を招く危険があるので避けなければなりません。直ちに119番通報して、病院に救急車で搬送する必要があります。

④　傷病者の楽な体位を取りますが、特に立ちくらみがあるような場合は脱水が進んでいるので、仰臥位にすると効果がある場合があります。

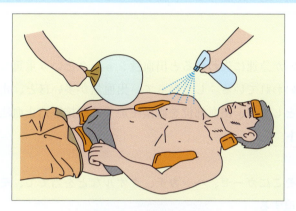

図2-80　熱中症の冷却

③ すり傷、切り傷に対する応急手当の指導要領　説明　展示

(1)　傷口の手当

○　傷口が土砂などで汚れているときは、速やかに水道水などきれいな流水で十分に洗い流します。

(2)　包帯法

①　包帯は、傷の保護と細菌の侵入を防ぐために行います。
②　傷を十分に覆うことのできる大きさのものを用います。
③　出血があるときは、十分に厚くしたガーゼ等を用います。
④　傷口が開いている場合などは、原則として滅菌されたガーゼを使用し、脱脂綿、ティッシュペーパーや不潔なものを用いてはいけません。
⑤　包帯は強く巻くと血行障害を起こし、緩すぎると包帯がずれたりするので注意して巻きます。
⑥　包帯の結び目は、傷口の上を避けるようにします。

実　技【手順と手技】

③　三角巾
- 巻き方や結び方などを工夫することで、体の様々な部位に、傷の大きさにかかわらず使用できる。
- 必要であれば適宜、裁断して使用する。
- 傷口にはガーゼ等を当ててから三角巾を用いる。
- 三角巾は木綿布であるため伸縮性はない。
- 結び目は、傷口の上を避けるようにする。
- 巻き方が強すぎると血の巡りが悪くなり、緩すぎるとずれやすくなる。

④　出　血

　一般に体内の血液の20％が急速に失われると出血性ショックという重篤な状態になり、30％を失えば生命に危険を及ぼすといわれている。したがって、出血量が多いほど、止血手当を迅速に行う必要がある。出血時の止血法としては、出血部位を直接圧迫する直接圧迫止血法が基本となる。

◎応急手当のポイント

① 直接圧迫止血法
- 出血部位を見付け、そこにガーゼ、ハンカチ、タオルなどを当てて、その上から出血部位を指先や手のひらで強く圧迫する。
- 圧迫にもかかわらず出血が止まらない場合は、当てたガーゼに血液がにじんでくる。この場合、圧迫位置が出血部位から外れていたり、圧迫する力が弱いことなどが考えられる。
- 出血が続く場合は、もう一度出血部位を見るなどして、圧迫部位がずれていないか確認する。
- 大きな血管からの出血の場合で、片手で圧迫しても止血しないときは、両手で体重を乗せながら圧迫する。
- 止血しなくても圧迫によって出血の勢いは弱くなるので、救急隊が到着するまで押さえ続ける。
- 止血に用いるガーゼなどは、滅菌されたものが手元にあればそれを使用するが、明らかに汚れていなければ滅菌のものでなくてよい。
- 大量に出血している場合や、出血が止まらない場合、ショックの症状が見られる場合（p.112参照）には、直ちに119番通報する。

② 感染への配慮（p.143参照）
- 止血のために傷病者の血液に触れて、救助者が感染症にかかる危険は低い。それでも、念のために救助者はビニール製やゴム製の手袋を着用して、血液に直接触れないのがより安心である。それがない場合には、救助者の手をビニール袋で覆うことで代用できる。
- 血液が付いたら、見えなくなるまで水道の流水で洗い流す。消毒用アルコール等で清拭すればよりよい。

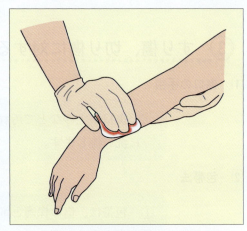

図2-81　直接圧迫止血法（手袋使用）

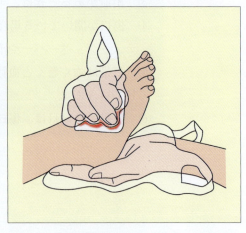

図2-82　直接圧迫止血法（ビニール袋使用）

指　導　要　領

(3) 三角巾

① 体のどの部分にも使用できます。
② 傷の大きさにとらわれずに使用できます。
③ 傷口にはガーゼ等を当ててから三角巾を用いるようにします。

④ 出血に対する応急手当の指導要領

(1) 止血の必要性　**説明**

○　出血が多いときは、速やかに止血の手当をしなければなりません。私たちの体には、体重の13分の1ないし14分の1の血液があるといわれていますから、体重60kgの人で約5Lの血液があると考えられます。そして、全血液量の3分の1（約1.6L）を失うと生命が危険な状態になるといわれています。1.6Lは、500mLのペットボトル約3本分になります。

《参考》

○　出血の状態は、出血の性状によって様々です。出血量が多く激しいほど、生命に危険が及ぶので止血を急ぐ必要があります。

ア　動脈性出血

○　傷口から噴き出すような出血を動脈性出血といい、血管が細くても真っ赤な血が脈打つように噴き出します。大きな血管では、瞬間的に多量の血液を失って出血死のおそれがあります。緊急に応急手当を必要とするのは、この動脈性出血です。

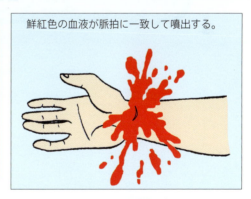

図2-83　動脈性出血

イ　静脈性出血

○　傷口から湧き出るような出血を静脈性出血といい、赤黒い血が持続的に湧くように出血します。静脈性出血の場合は、落ち着いて、けが人を元気づけながら、傷口にしっかりとガーゼ等を当ててください。

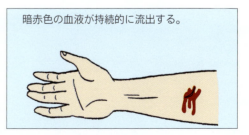

図2-84　静脈性出血

実　技【手順と手技】

- 傷のある皮膚、あるいは目や口に直接血液が付着した場合は、水道の流水で十分に洗い流した後で病院に相談する。

> **参　考**
>
> ●ビニール手袋等の外し方
>
> 　直接圧迫止血などを行った際、手袋の外側は血液が付着している可能性がある。手袋を外す際には、次のようにして手が血液に触れないようする。
>
> ① 一方の手袋の外側の袖口付近を、手袋をしたままのもう一方の手の指でつかみ、外側が内側になるように、ひっくり返しながら手袋を外す。
> ② 手袋をした手で、その外した手袋をつかむ。
> ③ 手袋を外した手の指を、まだはめている手袋の内側に入れ、外側が内側になるよう、ひっくり返しながら、手袋を外す。
> ④ 最初に外した手袋を、後から外した手袋の内側に入れる。
> ⑤ 手袋に血液が付着している場合、密封したビニール袋に入れる。
> ⑥ 応急処置が終わったときは、血液に触れていなくてもよく手を洗う。
>
>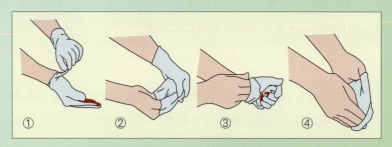
>
> 図2-86　ビニール手袋等の外し方

指　導　要　領

ウ　毛細血管性出血

> ○　傷口からにじみ出るような出血を毛細血管性出血といい、指の先を切ったり、転んですりむいたようなとき、傷口から赤色の血がにじみ出ます。このような出血は、普通そのままにしておいても血は固まり、自然に止まります。

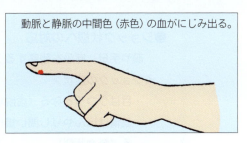

図2-85　毛細血管性出血

(2)　止血の方法

> ○　応急手当の止血法としては、出血部位を直接圧迫する直接圧迫止血法が基本です。

直接圧迫止血法　[説明]　[展示]

図2-81
図2-82

> ①　出血している箇所を確認し、きれいなガーゼやハンカチ、タオルなどを重ねて傷口に当て、その上を骨に向かって手で圧迫します。
> ②　大きな血管からの出血の場合で片手で圧迫しても止血しない場合には、両手で体重を乗せながら圧迫止血をします。
> ③　止血の手当を行うときは、感染防止のため血液に直接触れないようにし、できるだけビニール手袋やビニール袋を使用します。
> ④　直接圧迫止血法で出血が止まらない場合に、ベルトなどで手足を縛る方法（止血帯法）もありますが、そのための訓練を受けた場合でなければ神経などを傷める可能性があるため行いません。
> ⑤　ガーゼなどが血液で濡れてくるのは、出血部位と圧迫部位がずれているか圧迫する力が足りないためです。このような場合は、新たなガーゼを重ね、より強く圧迫し直します。直接圧迫止血法では出血部位を確実に押さえることが大切です。

参　考

●止血帯・止血ドレッシングについて
- 直接圧迫止血法は最も安全で易しい止血法であるが、大きな動脈からの出血の場合は、それのみでは十分に止血できないことがある。
- この場合、止血剤（カオリンなど）を染み込ませたガーゼ、包帯など、止血ドレッシングと呼ばれるものを使用して圧迫する。それが使用できないか、それでも止血できない場合には、四肢に対しては止血帯（ベルトやひもなど）を使用した止血法も選択肢となる。ただし、止血帯などの使用によって神経を傷める危険があるなど、止血帯や止血ドレッシングの使用には特別な講習が必要である。講習を受けていない場合は、これらの使用は勧められない。

実　技【手順と手技】

参　考

●ショック状態への対応

顔や手足、呼吸を観察する。

＜ショックの症状＞
- 目はうつろとなる（虚脱状態）。
- 表情はぼんやりし問い掛けの反応が鈍くなる（無欲状態）。
- 皮膚は青白くなる（皮膚、顔面蒼白）。
- 時に唇や指先が紫色になることがある（チアノーゼ）。
- 皮膚、特に手足は冷たく、汗（冷や汗）をかく（皮膚冷感、湿潤）。
- 呼吸は速く浅くなる。
- 体は、小刻みに震えることもある。

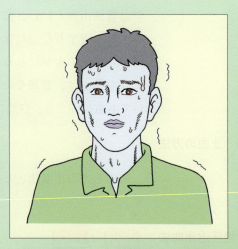

図2-87　ショック状態の人の顔付き

◎応急手当のポイント

- 傷病者を仰臥位にする。
- これまで両下肢を上げる「ショック体位」が勧められてきたが、効果が明らかでないため、仰臥位でよい。
- 血液の循環を妨げないようにネクタイやベルトを緩める。
- 汗を拭き、毛布や衣服を掛け保温する。

指 導 要 領

●ショック状態の指導要領

(1) ショックとは　説明

> 主要臓器への血液量が減少したために臓器や細胞のエネルギー産生が障害され、正常な機能を維持できなくなった状態と定義されます。正常な循環が維持されるには、下記の三つの条件が必要です。
> ① 血液量が十分であること
> ② 血液に流れを与える心臓が機能していること
> ③ 血液の通路である血管が正常な状態であること
> これらの条件が一つでも障害されれば、ショックとなり、生命に危険が及ぶほどの循環不全となります。

(2) ショックの代表的な症状　説明

図2-87

> ショック状態の代表的な症状は、虚脱状態、顔面蒼白、皮膚冷感・湿潤、呼吸促迫、脈拍触知不能です。これらの症状のうち一つでも現れたら、ショックを疑う必要があり、現れた症状の数が多ければ多いほど、重症度は高くなります。
> いずれにせよ、ショックは全て緊急度が高いものですから、いたずらに時間を消費することなく、速やかに119番通報し、病院に搬送することが必要です。

指導のポイント

○傷病者への声掛けの目的は、意識状態などが悪化していないかどうかの確認作業であって、傷病者に対する励ましではない。傷病者を励ますことも必要であるが、過度の元気づけは「自分は何度も元気づけられるほど危険な状態」なのであると傷病者に対してより一層の不安をあおることになる。過度の元気づけや救助者の慌てた接遇は厳に慎むこと。

実　技【手順と手技】

⑤ 捻挫、打ち身

　捻挫・打ち身（打撲）でも腫れが強く痛くて動かせないことがあり、骨折と区別のつかない場合も多い。骨折がなくとも腫れや痛みが強い場合は、打撲部の固定・安静が必要である。

◎応急手当のポイント

- 冷却パック・氷水などで冷やす。冷却は、内出血や腫れを軽減する。
- 冷却パックを用いる場合は、皮膚との間にタオルなどを挟む。
- 冷却パックなどでの直接冷却は、20分を超えないようにする。

⑥ 骨　折

　けがで手足が変形している場合、皮膚が不自然に隆起している場合は骨折を疑う。傷口から骨が飛び出している場合もある（開放骨折）。痛みが強くて動かせない場合も骨折を疑う。

　骨折した手足を固定することで、移動する時の痛みを軽減し、さらなる損傷を防ぐことができる。

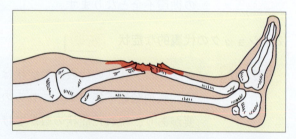

図2-88　骨が皮膚を破り飛び出している骨折

◎応急手当のポイント

① 部位の確認
- 痛いところを尋ねる。特に痛みが強くて動かせない場合は骨折を疑う。無理に動かす必要はない。
- 痛がっているところに変形、腫れ、出血がないかを確認する。

② 固定（そえ木）
- 変形している場合でも、元に戻す必要はない。基本的には、そのままの状態で固定する。ただ、実際には固定する際には、動かさざるを得ない場合も多い。この場合、正常位置へ向けてできるだけ愛護的に動かす。痛みが強い場合は、固定せずに救急隊の到着を待つ。
- 協力者がいれば、患肢を保持してもらう。可能なら、傷病者自身に保持してもらうのでもよい。
- そえ木や、新聞紙、段ボール等を当て、三角巾などで固定する。
- そえ木は、骨折部を挟んだ上下の関節を固定できるものがよい。上下の関節も含めて固定することで、骨折部がより確実に動かなくなる。
- 骨折が明らかでも、心停止の場合は心肺蘇生を優先する。ショック状態ならば、ショックの手当を優先する。
- 動かすときや固定するときなどは、傷病者に話し掛け、表情を見ながら手当をする。

指 導 要 領

⑤ 捻挫、打ち身に対する応急手当の指導要領　[説明] [展示]

① 患部を動かさないで安静にします。
② 患部を冷却パックや氷水などで冷やし、内出血や腫れを軽くします。
③ 内出血や腫れを防ぐため、伸縮性の包帯などを巻き患部を圧迫します。
④ 患部を心臓より高い位置に保つことで、内出血や腫れを防ぎます。

⑥ 骨折に対する応急手当の指導要領　[説明] [展示]

(1) 部位の確認

① 痛いところを尋ねます。
② 可能であれば痛がっているところに腫張、変形、出血がないかを確認します。
③ 確認する場合は、痛がっているところを動かしてはいけません。
④ 骨折の疑いがあるときは、骨折しているものとして手当をします。

実　技【手順と手技】

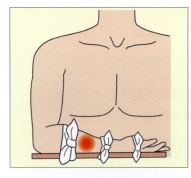
図2-89　そえ木を利用した固定

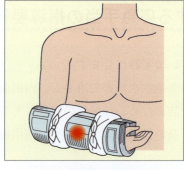
図2-90　新聞紙を使用した固定

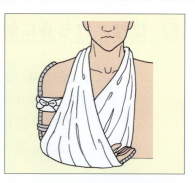
図2-91　三角巾などで腕をつる

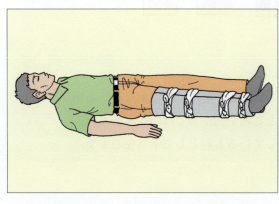
図2-92　段ボール等を使用した下肢の固定

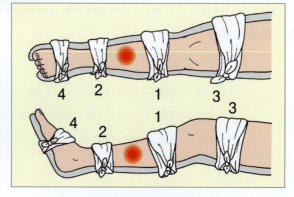
図2-93　足の固定
※番号は三角巾等で結ぶ順番を示している。

※ 🔴 印は受傷部位を示している。

⑦ 首の安静

　自動車やバイクの事故、高所からの墜落、あるいは頭から肩にかけて大きなけががある場合は、首の骨（頸椎）を痛めている可能性がある。このような場合には傷病者の首の安静を保つことが大切である。頸椎が骨折したりすると、折れた骨などが脊髄の一部を傷つけ、その部分から下の動きや感覚がまひする危険があるからである。これは生涯、後遺症として残りうる。

◎応急手当のポイント

① 頭や身体を動かさないように伝え、次の症状があるか聞く。
　・首や背中が痛くないか？
　・息がしづらくないか？
　・手足を動かせるか？
　これらの症状が一つでもあれば頸椎を痛めている可能性があるとして対応する。頭から肩にかけて大きなけががある場合や、意識がない場合も同様に対応する。意識障害のある人、お酒を飲んでいる人、高齢者などはけがをしていても症状に乏しいことがあるので注意する。

② 首の安静を図る。
　・頸椎を痛めている可能性があると判断すれば、傷病者の頭を手で両側から包み込むように支えることで、首の安静を図る。この場合、傷病者の頭を引っ張ったり動かしたりせず、そのままの姿勢で救急車が到着するまで保持する。
　・頭部保持は頭の上方からでも身体側からでもかまわない。

指　導　要　領

(2) 固定（そえ木、三角巾など）

図2-88〜図2-93

① 変形している場合は無理に元の形に戻してはいけません。骨折した骨の尖端が皮膚を貫通している場合も同様です。
② 傷口があれば、きれいなガーゼなどで被覆した後に固定します。
③ 協力者がいれば、骨折しているところを支えてもらいます。
④ 傷病者が支えることができれば自ら支えてもらってもよいです。
⑤ そえ木を当てます。
⑥ 三角巾などでそえ木に固定します。
⑦ そえ木は、骨折部の上下の関節が固定できる長さのものを使用します。
⑧ 固定するときは、傷病者に説明してから実施し、顔色や表情を見ながら固定します。
⑨ 指先は循環の状態の確認のため、三角巾で隠れないようにします。
⑩ そえ木と固定箇所に隙間がある場合には、タオルなどを隙間に入れて固定します。

⑦ 首の安静の指導要領　説明　展示

　自動車事故や高所からの墜落、頭部への大きなけがなどでは、傷病者は首の骨（頸椎(けいつい)）を痛めている可能性があるので、首の安静を図ることが大切である。
① 首が痛いか聞く。

○ 傷病者が振り向くなどし、頭を動かさないように注意しながら確認します。

② 首が動かないようにする。

図2-94

① 意識があれば、動かさないように伝えます。
② 頭を両手で支え、動かさないようにします。頭部保持は頭の上方からでも身体側からでもかまいません。
③ 声を掛け、元気づけます。
④ 傷病者の置かれた周囲の状況が安全であれば、頭が動かないように両手で支えて固定したまま、救急隊に引き継ぐまで不必要な移動は行いません。
⑤ 傷病者のいるところが危険な場所であるなどやむを得ない場合に限って、周りの協力を得て安静に必要最低限の移動を行います。
⑥ 傷病者に意識がなく気道確保が必要とされる場合は、首のけがの保護よりも気道確保のほうが優先されます。その際、住民においては「頭部後屈顎先挙上」と

実　技【手順と手技】

- 頭部の保持の際には、傷病者には首の安静の必要性を説明し安心させる。
- 現場が危険な場所である場合は必要最低限の移動を行う。
- 市販の頸椎カラーの使用は、訓練された者であっても勧められない（救急隊はその限りでない。）。
- 傷病者に意識がなく気道確保が必要とされる場合は、首のけがの保護よりも気道確保（頭部後屈顎先挙上など）を優先する。

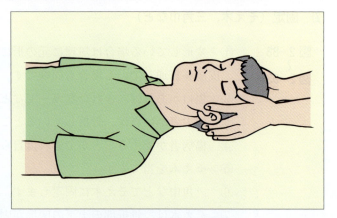

図2-94　首の骨の固定

❽ やけど（熱傷）

やけど（熱傷）は、熱いお湯や油が体にかかったり、炎ややかんなどに触れたりすると起こる。吹き出している蒸気に触れても起こる。火事などで煙や熱風を吸い込んだ場合は、喉や気管がやけどを起こすことがある。この場合、鼻毛が焦げたり、声がかすれていないか注意する。

また、あまり熱くない湯たんぽや使い切りカイロ、こたつなどでも、体の同じ場所に長時間当たっているとやけど（低温熱傷）になることがある。塩酸などの化学物質が皮膚に付いてやけど（化学熱傷）になることもある。

やけどが軽いか重いかは、やけどの深さと広さで決まる。小さな子どもや高齢者は、比較的小さなやけどでも命に関わることがある。

◎応急手当のポイント

① 冷　却
- やけどは、すぐに水で冷やすことが大切である。速やかに水道の流水で痛みが和らぐまで10分以上冷やす。やけどを冷やすと、痛みが軽くなるだけでなく、やけどが悪化することを防ぐこともできる。靴下など衣類を着ている場合は、着衣ごと冷やす。
- 氷や氷水での冷却では、かえってやけどが悪化することがある。やけどの範囲が広い場合は、冷却し続けると低体温に陥ることがあるため、過度の冷却は避ける。

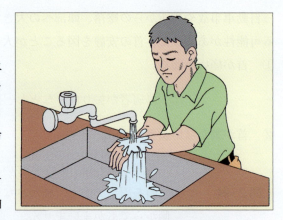

図2-95　やけど（熱傷）の冷却

② 深さごとの対応
- 一番浅いやけど

　　日焼けと同じで皮膚が赤くなりひりひりと痛むが、水ぶくれ（水疱）はできない。このような場合の多くは、冷却だけで自然に治る。
- 中ぐらいの深さのやけど

　　水ぶくれができるのが特徴である。痛みも強い。水ぶくれは、やけどの傷口を保護する役割が

指　導　要　領

します。

指導のポイント
○頭部保持に際し傷病者には頸部の安静・不動化の必要性を説明する。
○市販の頸椎カラー固定は、訓練されて使用法を熟知した者以外には、その使用は勧められない。

⑧ やけど（熱傷）に対する応急手当の指導要領　[説明]

(1) やけど（熱傷）の発生機序

① やけど（熱傷）は、熱いお湯や油が体にかかったり、炎や熱いやかんなどに触れたりすると生じます。
② あまり熱くない湯たんぽなどでも、体の同じ場所に長時間当たっているとやけど（低温熱傷）になることがあります。また、塩酸などの化学物質が皮膚に付いてやけど（化学熱傷）を生じる場合もあります。

(2) やけど（熱傷）の程度と症状

① やけどが軽いか重いかは、やけどの深さと広さで決まります。
　Ⅰ度：一番浅いやけどは、日焼けと同じで皮膚が赤くなりひりひりと痛みますが、水ぶくれ（水疱）はできません。
　Ⅱ度：中ぐらいの深さのやけどは、水ぶくれができるのが特徴です（この水ぶくれは、やけどの傷口を保護する役割があるので破いてはいけません。）。
　Ⅲ度：最も深いやけどは水ぶくれにならずに、皮膚が真っ白になったり、黒く焦げたりしてしまいます。やけどがここまで深くなると、かえって痛みをあまり感じなくなります。
② 高齢者や小児・乳児は、比較的小さなやけどでも命に関わることがあるので注意します。

(3) やけど（熱傷）の応急手当

図 2-95
① やけどは、すぐ水で冷やすことが大変効果的です。やけどを冷やすと、痛みが軽くなるだけでなく、やけどが悪化することを防ぎ、やけどの治りを早くすることもできます。やけどには、できるだけ早く、水道水などの清潔な流水で十分冷やすことが重要です。
　Ⅰ度：よく冷やしておくだけで、ほとんどの場合は病院に行かなくても自然に

実 技【手順と手技】

あり破る必要はない。

冷却の後に、清潔なガーゼ等で覆って水ぶくれが破れないように気を付ける。皮膚にくっつかないプラスチックシートなどでもよい。指先などの小さいやけどを除いては、できるだけ早く病院を受診する。病院を受診する前に、薬や野菜の皮、アロエなどを塗らないようにする。清潔なガーゼ等で覆いきれないような大きな水ぶくれの場合は、救急車を呼ぶことも考慮する。

・最も深いやけど

最も深いやけどは、水ぶくれにならずに皮膚が真っ白になったり、黒く焦げたりしている。この深さになると、かえって痛みを感じなくなる。やけどは治りにくく、手術が必要になることもあり、必ず119番通報する。

やけどが広い範囲にわたっている場合や、顔面や陰部のやけど、皮膚が焦げていたり白くなって痛みを感じないような深いやけどの場合には119番通報する。

参 考

●熱傷の広さの確認方法
- 広範囲の熱傷の場合、大人は9の法則で、小児及び乳児はブロッカーの法則で調べます。
- 比較的範囲が狭い場合は、傷病者の手掌を1％として広さを調べる手掌法もあります。

●重症熱傷と判断する場合
- Ⅱ度の熱傷で、体表面積の30％以上の熱傷の場合
- 顔の熱傷で、Ⅲ度の熱傷又は鼻毛が焦げている場合（気道熱傷の疑い）
- Ⅲ度の熱傷で、体表面積の10％以上の熱傷の場合
- 高齢者や小児・乳児の場合は、これ以下であっても重症となることがあります。

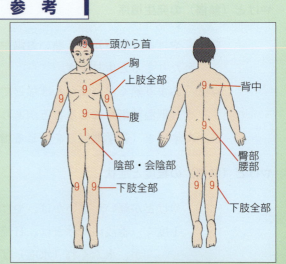

図2-96　大人（9の法則）

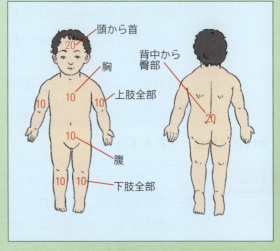

図2-97　小児、乳児（ブロッカーの法則）

指　導　要　領

　　　治ります。
　Ⅱ度：すぐ水で冷やした後に、指先などのごく小さいやけどを除いては、清潔なガーゼ等で覆って水ぶくれが破れないように気を付けてできるだけ早く、病院を受診するのがよいでしょう。清潔なガーゼ等で覆いきれないような大きな水ぶくれになったときは、救急車を呼ぶことを考慮します。
　Ⅲ度：このようなやけどは治りにくく、手術が必要になることもあるので、痛みがないからといって安心せずに、必ず病院に行きましょう。やけどが大きい場合は、すぐ119番通報してから、流水で冷やしながら救急車を待ちます。

②　氷や氷水を使って長時間冷やすと冷えすぎてしまい、かえって悪化することがあるので注意してください。また、広い範囲にやけどをした場合は、やけどの部分だけでなく体全体が冷えてしまう可能性があるので、過度な冷却を避けます。

③　化学薬品等によるやけどは衣類や靴などを早く取り除くとともに、体に付いたり、目に入った場合は、付いた薬品を水道水等で十分に洗い流します。化学薬品に限らず目のやけどの場合は、絶対にこすらずにやけど部位を清潔なガーゼ等で被覆します。また、やけどの原因となった化学薬品による二次災害に注意します。

④　火災などで煙を吸ったときは気道のやけどや肺が傷ついている可能性があるので、119番通報します。

実　技【手順と手技】

⑨ 歯の損傷

◎応急手当のポイント

- 歯茎からの出血は、ガーゼや綿球などを用いて圧迫して止血を試みる。大量に出血することは少ない。
- 抜けた歯は、可能であれば歯茎に戻し、すぐに歯科医師の診察を受ける。
- 歯茎に戻すのが難しい場合は、抜けた歯を生の卵白にひたして持参し、歯科医師の診察を受ける。生卵がなければ牛乳でよい。
- 抜けた歯が元どおりに生着するために重要な細胞は、歯茎に埋まっていた部分に存在する。抜けた歯を持つときは、この部分に触れないようにする。

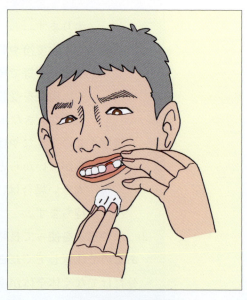

図2-98　歯の損傷

⑩ 毒　物

① 毒物を飲んだとき

医薬品、化粧品、洗剤、漂白剤、乾燥剤、殺虫剤、灯油などは中毒を引き起こす原因となる。その場合の適切な対応は、飲んだ物質によって異なる。

◎応急手当のポイント

- 毒物を吐かせたり、水や牛乳を飲ませたりせずに、まず119番通報する。飲んだ時刻、毒物の種類、量について伝え、どのように対応したらよいか指示を仰ぐ。

② 毒物の付着

◎応急手当のポイント

- 酸やアルカリなど、体に障害を与える可能性があるものが皮膚についたり、目に入った場合は直ちに水道の流水で洗い流す。

指 導 要 領

⑨ 歯の損傷に対する応急手当の指導要領　説明

図2-98
① 歯茎からの出血はガーゼや綿球などを用いて圧迫により止血を試みます。
② 抜けた歯は、生の卵白、なければ牛乳内に保存して持参し、直ちに歯科医を受診します。

⑩ 毒物の誤飲、付着に対する応急手当の指導要領　説明

① 傷病者については、反応（意識）や普段どおりの呼吸の有無の観察を行い、必要な応急手当を実施します。
② 傷病者に反応（意識）があっても、農薬など毒性の強い物質による中毒や強酸・強アルカリ・漂白剤などの食道や胃の粘膜を痛めてしまう刺激物による中毒は、無理に吐かせたり、水や牛乳を飲ませたりせずにできるだけ早く救急車を要請します。
③ 反応がないときは、傷病者を回復体位にしてできるだけ早く救急車を要請します。
④ 医師の治療を受けるまでの間は、保温に努めます。
⑤ 残っている薬物・容器・吐いた物があるときは、必ず救急隊や医師に見せるようにします。
⑥ 応急手当や対応の仕方を電話で教えてくれる「中毒110番・電話サービス」があります。

中毒１１０番

公益財団法人日本中毒情報センターの中毒110番は、化学物質（たばこ、家庭用品など）、医薬品、動植物の毒によって起こる急性中毒について、実際に事故が発生している場合に限定して情報提供している。
・つくば中毒110番　一般専用電話（情報提供料：無料）　TEL029－852－9999　365日　午前9時～午後9時対応
・大阪中毒110番　一般専用電話（情報提供料：無料）　TEL072－727－2499　365日・24時間対応
・タバコ専用電話　テープによる一般向け情報提供（情報提供料：無料）　TEL072－726－9922　365日・24時間対応

実 技【手順と手技】

⑪ 溺 水

◎応急手当のポイント

① 救　助
- 溺水者を発見したら、まず119番（海上では118番）通報する。
- つかまって浮くことができるもの（ボート、サーフボード、浮き輪、大きな空のペットボトルなど）を溺れている人に向けて投げ入れる。もしロープがあれば投げ渡し、岸に引き寄せる。
- 海、川、湖などでは、救助者が巻き込まれて溺れるケースが多い。水の流れがあるところや、水底が見えず水深が分からない場合は、救助者の安全確保を優先し、うかつに救助に行かない。消防職員やライフセーバーなどの専門家に任せた方がよい。浅いプールなど確実に救助者の安全を確保できる状況ならば、消防職員などの到着を待たず水没した人を引き上げる。
- 溺れている人が水没したら、その場所が分からなくならないように目標を決めておき、到着した救助の専門家に伝える。
- 反応と普段どおりの呼吸が確認できなければ直ちに心肺蘇生を開始する。

② 心肺蘇生の実施
- 心肺蘇生が必要な状態であっても、訓練された専門家でなければ安全な場所まで傷病者を移動させてから手当を開始する。
- 溺水の場合も通常の心肺蘇生の手順に従って実施する。ただし、溺水では、呼吸ができず低酸素になり心停止に陥っていることが多い。このような場合には肺から酸素を送り込むことが重要であり、人工呼吸を行う標準的な心肺蘇生が望ましい。
- 腹部を圧迫すると胃内の水が逆流し誤嚥を来すおそれがあるため、水を吐かせるために傷病者の腹部を圧迫する必要はない。直ちに心肺蘇生を始める。
- 嘔吐が見られやすいが、その際は首を横に向けて布やタオルや指などで口の中から吐物をかき出す。
- 飛び込みや水面にたたきつけられた後の溺水では、頸部の外傷を疑う。その場合でも、心肺蘇生が必要であれば、頸部の固定より心肺蘇生を優先する。

指　導　要　領

⑪ 溺水（水の事故）に対する応急手当の指導要領　説明

(1) 溺れている人を救助する方法

> ① 溺れている人を見つけたときは、直ちに119番に通報して救助を求めます。
> ② もし、つかまって浮くことができるものがあれば、溺れている人に向けて投げ入れます。さらにロープがあれば投げ渡し、岸に引き寄せます。
> ③ 溺れている人の救助は、特別にトレーニングされていない人が行うことは大変危険です。安易に飛び込むと二次災害となる場合があるので、専門家に任せるのが原則です。
> ④ 溺れている人が水没したら、水没箇所が分かるように目標を決めておき、到着した専門家に教えます。

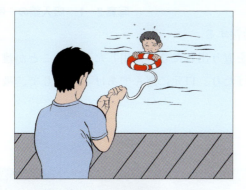
図2-99　浮き輪を使用した救助

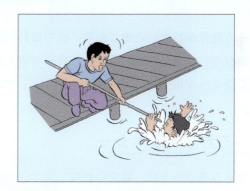
図2-100　棒を使用した救助

(2) 心肺蘇生の実施

> ① 反応（意識）がなく、さらに普段どおりの呼吸がなければ心肺蘇生を実施します。
> ② 溺水事故では迅速な心肺蘇生が重要です。水を吐かせるために傷病者の上腹部を圧迫したり、水を吐かせることに時間を費やしてはいけません。

参　考

① 気管支ぜんそく発作

　気管支ぜんそくは、呼吸をするときにヒューヒュー、ゼイゼイという音（喘鳴）が聞こえる呼吸困難（発作）を繰り返す病気である。発作は、気管支が細くなることで生じる。気管支ぜんそくをもつ者は気管支拡張薬という吸入薬（口から吸い込む薬）を医師から処方されている場合があり、その場合、傷病者は発作時に自分自身でそれを使用する。

◎応急手当のポイント

- 重篤なぜんそく発作は致死的になるため、迅速な対応が必要である。
- ぜんそく発作がひどいと感じたら、直ちに119番通報する。
- 発作がひどい場合、呼吸困難により自分で吸入薬を取り出したり、使用したりすることが難しくなる。このような場合には、吸入薬を取り出してあげたり、口元に運んであげるなどして、吸入を助ける。

写真2-1　吸入薬の一例

② アナフィラキシー

　アナフィラキシーとは、特定の物質（アレルゲン）によって、複数の臓器に重篤なアレルギー反応を起こした状態をいう。気道が狭くなり呼吸困難が生じたりする。血圧低下や、意識障害を伴う場合を、アナフィラキシーショックと呼ぶ。
　アナフィラキシーショックの状態では、アドレナリンという薬の一刻も早い使用が望まれる。このため、ハチに刺される危険性の高い林業従事者、食物アレルギーのある子どもなど過去にアナフィラキシーを起こした者の中には、医師からアドレナリンの自己注射器（エピペン®）を処方され、それを所持している場合がある。

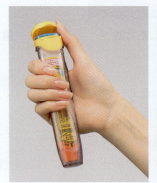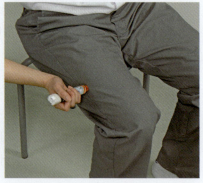

写真2-2　アドレナリンの自己注射器（エピペン®）

◎応急手当のポイント

- アナフィラキシーショックの場合には、直ちに119番通報する。
- 症状がひどい場合や傷病者が子どもの場合などでは、自分でエピペン®を使用できない場合がある。その場合、救助者はエピペン®を取り出してあげたり、その使用を手助けする。
- エピペン®の処方を受けている児童・生徒などが学校現場などでアナフィラキシーを生じ、生命に危険が迫っている状態であれば、本人に代わって教職員や保育士がエピペン®を使用してよい（写真2-2）。
- エピペン®を使用して症状が改善しても、医師の診察を受ける必要がある。

③ 低血糖

　糖尿病の人は、内服薬や注射薬（インスリン）の、血糖を下げる薬を使用している場合がある。これらの薬の影響などにより、血糖が過度に低下する場合がある。これを低血糖発作と呼ぶ。症状には、生あくび、発汗、震え（振戦）、めまい、脱力、眠気などがある。より強い発作になると、意識障害などが生じる。

◎応急手当のポイント

- 糖尿病の治療を受けている傷病者に低血糖の症状が現れたときは、ブドウ糖タブレットを摂取させる。ブドウ糖タブレットがないときは、角砂糖、オレンジジュースなどの糖を含む食品でもよい。
- ただし、意識がはっきりしない、指示に従うことができない場合や、飲み込むことができない場合には、誤嚥の危険があるので摂取させずに119番通報する。

④ 低体温症

　低体温症とは、深部体温が35℃以下になる状態をいう。低体温症は、体内で作られる熱と外部から与えられる熱（日射など）よりも、体から失われる熱が大きくなることで生じる。外気温の低下だけでなく、冷たい地面との接触、水に濡れたり漬かる、風に当たることなどが、熱の喪失の原因となる。寒冷環境などで、脳卒中やけいれん発作、低血糖などにより意識障害を来すと低体温症の危険が高くなる。

　体温が低下すると骨格筋からの熱産生のために震えが生じるが、低体温が進行すると震えも消失する。

◎応急手当のポイント

- まず暖かく、風のない場所に移動させる。
- 濡れた衣服を脱がせて、乾いた毛布や衣服で覆って保温する。
- 意識がしっかりしていれば、温かい飲み物を与えるのもよい。
- 電気毛布などを使用して暖めるのも効果的である。ただし、著しい低体温では、急速に体表を暖めるとその部分の末梢血管の拡張が生じ、末梢の冷えた血液が中心循環へ移動する。これによって一時的に中心部の体温がさらに低下し、急激な血圧の低下などを来す可能性がある。そのため、意識障害を来すほどの低体温では、病院への搬送時間がかかる場合のみ電気毛布の使用を考慮する。

⑤ 凍傷

　凍傷とは、寒冷環境によって組織が凍結することで起きる障害である。指先や顔面などの露出部に生じやすい。

◎応急手当のポイント

- 濡れた衣服を脱がせて、乾いた毛布や衣服で覆って保温する。
- 凍傷部位やその周辺を締め付けないようにする。締め付けるものがあれば緩める。
- 患部をこすったり、マッサージしないようにしてぬるま湯で温める。ただし、病院が近くにある場合は、温めないで速やかに医師の診察を受ける。
- 再び寒冷環境にさらされる場合は凍ったままにしておく。再凍結すると、より損傷がひどくなる。
- 足のかかとや指先が凍傷になることもある。その場合、その部位に体重をかけないように留意する。

第4章
119番通報と救急車の適正利用の啓発

1 119番通報と救急車の呼び方 　説明

　突然の心停止に遭遇したときや、心停止に至る前触れの症状に遭遇したときには、住民によるいち早い通報が必要である。しかし住民には119番通報を経験したことがない者も多く、ためらいのために通報が遅れることも見受けられる。応急手当の普及とともに119番通報と救急車の呼び方について啓発し、限りある資源である救急車の適正利用についても啓発することが望ましい。以下に119番通報と救急車の適正利用についての説明例を示す。

◎119番通報すると管轄の消防本部（消防指令センター）につながります。

通信指令員からの問い掛け	通報者の通報内容
○○消防本部、火事ですか、救急ですか。	救急です。
救急車を向かわせる住所を教えてください。 そこは何区（市）、何町、何丁目、何番、何号ですか。	・○○区（市）○○町○丁目○番○号の○○マンション、○階、○○号室の○○です。 ・○○区（市）○○町○丁目付近、○○通り、○○ビル前の交差点です。 ※付近に目印となる建造物等があれば伝えてください。また、交通事故では、道路、目標建物、交差点名等がわかれば伝えてください。
どなたが、どうされましたか。	【急病の場合】 ・路上に○○歳くらいの男性が倒れていますが、呼び掛けても反応がありません。 ・父が20分前から、胸が締め付けられるように痛いと訴えています。 ・会社の会議中に、同僚の男性が割れるような頭痛を訴えています。 ・ぜんそくの持病がある男子中学生ですが、先ほどから息苦しさを訴えています。 【けがの場合】 ・高齢の女性が階段から転落し、頭から血を流し倒れています。呼び掛けに反応はあります。 ・○○歳くらいの男の子がバイクに跳ね飛ばされ、呼び掛けても反応がありません。 ・乗用車の衝突事故で若い女性○人が車内に挟まれ、動きがありません。 ※けがの場合は、事故の状況やけが人の数を伝えてください。
あなたの名前と電話番号を教えてください。	名前は○○です。電話番号は○○○－○○○－○○○○です。
はい、わかりました。救急車が向かいます。	
（通信指令員が応急手当を必要と判断した場合）	
心肺蘇生のやり方を知っていますか。	わかりません。
これから心肺蘇生の方法を教えますので、私の言う	はい、わかりました。

とおりに行ってください。	※ このように、通信指令員から心肺蘇生を含む応急手当の方法などを教えてもらうことができますので、指導に従って、可能な限り実施してください。

【注意事項】
1　自動車の運転者が通報する場合には、安全な場所に車を停車してから通報をしてください。
2　マンション等の室内に呼ぶ場合には、救急隊の到着時にエントランス（入り口）のオートロックを解除してください。

⑴　119番の受信

119番通報は、近くの消防署につながるのではなく、管轄の消防本部（消防指令センター）の119番専用受信台（指令台）につながります（指導を行う消防本部の実情に応じ指導内容を変更する。）。

⑵　災害の種別

「救急車の要請である」ことを伝えてください。

⑶　救急車に来てほしい住所（所在）

携帯電話の普及により、迅速な119番通報が可能となりました。一方、通報される方が、所在不明のまま、119番通報される例も多くなっています（「そこはどこですか？」と聴取しても答えられない場合も見受けられます。）。

公衆電話を含む固定電話（有線電話）から通報すると、電話の位置（所在）は、119番専用受信台に自動的に表示されます（指導を行う消防本部の実情に応じ指導内容を変更する。）。

⑷　救急車の要請理由

可能な限り、どのような理由でけがをしたのか（病気になったのか）伝えてください。

けがや病気の状況、けがの発生理由等により、消防車を同時出場させる場合があります（指導を行う消防本部の実情に応じ指導内容を変更する。）。

※　消防車が出場する場合（例）
- 通報内容から救命処置が必要なことが予想される場合
- 救助など、消防活動の実施が予想される場合
- 交通事故など、現場の安全を確保する必要がある場合

⑸　通報電話番号の聴取

ナンバーディスプレイで表示されない場合は、電話番号を聴取します。

携帯電話・PHSなどの移動電話から通報した場合、「傷病者の状態を確認する」「目標建物等を再確認する」場合があることから、通報後しばらくは、電源を切らないようにしてください。

⑹　通信指令員等による口頭指導

救急車が到着するまでの間において、消防本部の119番専用受信台又は救急現場に向かう救急車内から救急隊員が、応急手当の依頼・指導を行うことがありますので、可能な限り協力してください。

通信指令員等による口頭指導

口頭指導とは、救急隊が到着するまでの間に、119番通報時の通信指令員又は出動中の救急隊員が通報者やその場に居合わせた人（住民）に電話を通じて適切な応急手当を指導することをいいます。救命効果の向上を目的として行われるものです。

通信指令員等から電話を通じて、応急手当の口頭指導があった場合は、その指導に従って、可能な限り応急手当を実施してください。

(7) 救急車が到着したら
- ○ より早く救護を受けるために、救急車のサイレン音が聞こえたら、可能な限り案内人を出して救急隊員を誘導してください。
- ○ 到着した救急隊員に次のことを伝えてください。
  - ・事故又は発病の状況
  - ・救急隊が到着するまでの容態変化
  - ・あなたが行った手当の内容。AEDを使用したならば、除細動（電気ショック）を行った回数
  - ・持病があれば、その病名とかかりつけ病院（主治医名）
  - ・在宅医療を行っている場合は、その内容と普段から受けている主治医の指示内容

2 救急車の適正利用（緊急度判定）

救急車は適正に利用しましょう

　救急車の救急出動件数は年々増加し、平成27年は600万件を超えましたが、高齢化の進展等により、今後も当分増加することが見込まれています。救急業務の重要な目的である「救命率の向上」のためには、このような増大する救急需要に対し、限られた救急医療資源を有効活用し、緊急性が高い傷病者を優先して搬送することが必要です。

　一方で、重大な病気やけがの場合には、ためらわず救急車を呼ぶ必要があります。そのため、急な病気やけがについて、救急車を呼ぶべきか、医療機関を受診すべきか等、判断に迷った場合には、住民の判断をサポートする緊急度判定のツールとして救急受診ガイド・救急電話相談等の活用が望まれます。

　救急車や救急医療は限りある資源です。自分や周りのみんなの生命と安心を守るためにも、緊急度判定の理念や重要性についての理解を深め、それを社会全体で共有できる社会を目指しましょう。

　総務省消防庁では、「救急受診ガイド」、「救急車利用リーフレット」、「救急車利用マニュアル」などを公開しています（http://www.fdma.go.jp/：右のQRコードをスマートフォンなどで読み取ることで、簡単に接続できます）ので、活用しましょう。

(1) 住民による『緊急度判定』とは

　住民が急な病気やけがをしたときに、症状などから適切な受診のタイミング（直ちに医療機関を受診すべきか、2時間以内に受診すべきか、24時間以内か、明日でもよいか等）を判断し、それを受けて、適切な受診手段（救急車を要請するのか、自分で医療機関に行くのか、民間搬送事業者等を利用するのか）、適切な受診先（適切な診療科目及び医療機関等）を選択することをいう。

(2) 住民の緊急度判定のツールについて

　○救急車利用リーフレット

　　緊急度判定体系の概念の普及を目的としたシンプルな普及啓発資材。以下に消防庁が作成した例を示すが、地域で作成しているものを紹介してもよい。

2 救急車の適正利用（緊急度判定）　131

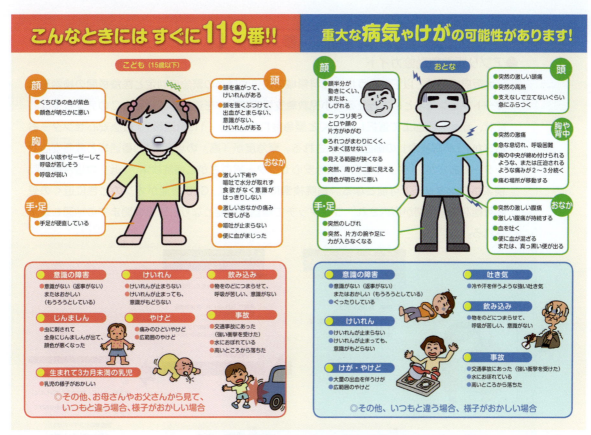

出典：消防庁 HP　http://www.fdma.go.jp/html/new/kyuukyuusya_riyou_leaflet.pdf

図2-101　救急車利用リーフレット

○救急受診ガイド

　急な病気やけがをして「病院を受診した方がいいか？」「救急車を呼んだ方がいいか？」と迷ったときに、判断の一助になることを目的とした普及啓発資材。以下に消防庁が作成した例を示すが、地域で作成しているものを紹介してもよい。

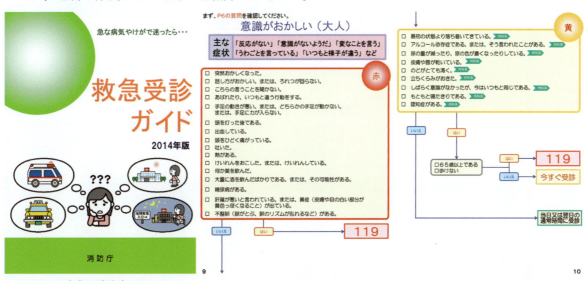

出典：消防庁 HP
http://www.fdma.go.jp/neuter/about/shingi_kento/h25/kinkyudohantei_kensyo/03/kyukyujyusinguide2014.pdf

図2-102　救急受診ガイド

参　考

●アプリ版救急受診ガイド

　大阪府内では、以下のように小児科領域の病気やけがの緊急度判定と医療機関の検索をスマートフォンでまとめて行える「小児救急支援アプリ」を運用している。このアプリでは、症状、症候を画面上で選択していくと緊急度に応じて、「119番通報」「救急安心センターおおさか」「病院検索」の画面が表示される。緊急度が「高」の場合は119番通報と救急安心センターおおさか、「中」の場合は救急安心センターおおさかと病院検索、「低」の場合は病院検索がワンタッチで可能となる。病院検索については、GPS機能がオンのときに近くの受診可能な医療機関が案内され、ワンタッチで電話が可能となり、医療機関までの地図も表示される。

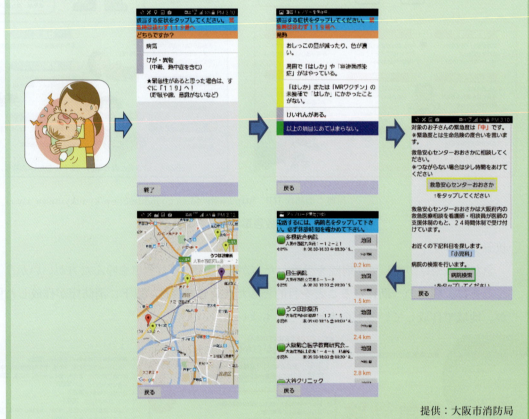

提供：大阪市消防局

図2-103　小児救急支援アプリ

●救急安心センター事業（♯7119）

　急な病気やけがをして、救急要請はためらうが、症状が強くなっている等の心配が増したときに、教育を受けたオペレーターから助言を受けることができる相談窓口である。以下に札幌市消防局の例を示すが、指導を行う消防本部の実情に応じ指導内容を変更する。

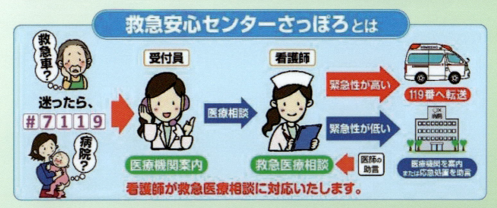

提供：札幌市保健福祉局

図2-104　救急安心センターさっぽろ

平成28年3月31日現在の電話相談窓口の設置状況
○　♯7119（救急安心センター事業）
　　東京都、大阪府、奈良県、和歌山県田辺市、北海道札幌市、横浜市
○　♯8000（小児救急電話相談事業）
　　各都道府県に窓口があります。

第3編

指導のための知識

- 第1章　医学的な基礎知識
- 第2章　応急手当に関連する感染症
- 第3章　AEDについて
- 第4章　訓練用資器材

第1章
医学的な基礎知識

1 循環器の基礎

　循環器とは、血液を体中に循環させるシステムのことをいう。これにより生命の維持に欠かすことのできない酸素や栄養分を体中の臓器や細胞へ供給するとともに、各臓器や細胞からの二酸化炭素や老廃物などを運び出す。

　血液を送り出すポンプの役割を果たす心臓、血液の流れる管である血管、血管の中を満たす血液の三つによって主に構成される。これらによって、血液は心臓から体の隅々まで血管の中を流れ、再び心臓に戻るという"循環"を繰り返している。

(1) 心臓の構造と機能

　心臓は、胸のほぼ中央にあり、胸骨の裏面に接している。成人では自分の握り拳ぐらいの大きさで、重さが250ｇ程度である。右心房・右心室・左心房・左心室の2心房2心室、計四つの部屋からなる。血液の逆流を防ぐために四つの弁がある。右心房と右心室、左心房と左心室、右心室と肺動脈、左心室と大動脈との間にあり、それぞれ三尖弁、僧帽弁、肺動脈弁、大動脈弁と呼ばれる。心臓の大部分は、心筋と呼ばれる筋肉からなり、収縮と拡張を繰り返し、心房・心室の中の血液を体に送り出している。心筋が絶え間なく収縮と拡張を続けるには、十分な酸素と栄養が必要である。これを心臓自身に運ぶ重要な血管が冠動脈である。冠動脈は左右に2本あり、王冠のように心臓の周りを取り囲んでいる。なお、冠動脈は他の動脈と異なり、心臓の拡張期に血液が流れ、収縮期にはほとんど流れない。

　心臓を構成するたくさんの心筋細胞は、細胞ごとに収縮と弛緩を繰り返しているが、収縮と弛緩のタイミングは細胞間で一致している。そのため、心臓全体として秩序だって拍動することになる。各心筋細胞に収縮するタイミングを規則的に伝えているのが、心臓の刺激伝導系である。洞結節、房室結節、ヒス束、左右の

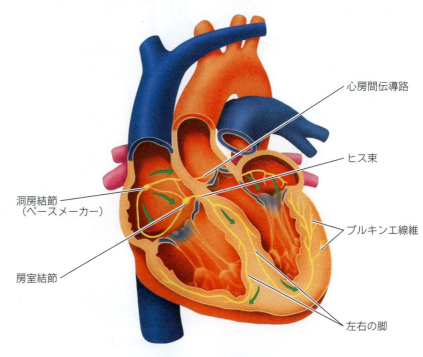

図3-1　刺激伝導系

脚、プルキンエ線維から構成される。洞結節から電気刺激が発生し、房室結節に伝わる際に、これを合図として心房が収縮する。次に、電気刺激が房室結節から、左右の脚、プルキンエ線維を通じて心室へと伝わる際に、心室が収縮する。このように電気刺激が伝わるタイミングが心房と心室でわずかにずれることで心房→心室の順で収縮し、心房から心室、心室から動脈にうまく血液が送り出されることになる。急性心筋梗塞などによって、刺激伝導系が障害を受けると、電気刺激が規則正しく伝導されないことになり、心室細動などの致死的な不整脈が発生する要因となる。

　安静時に心臓が一度の収縮で送り出す血液の量（1回拍出量）は60〜80mLであり、1分間に心臓が拍動する回数（心拍数）は60〜70回/分である。したがって、1分間に心臓が送り出す血液量（心拍出量）はおよそ5Lとなる。人間の血液は体重の7〜8％を占め、成人でおよそ5Lとなるので、全血液が1分間で体内を一回りすることになる。心拍数が100回/分以上を頻脈、60回/分未満を徐脈という。心拍数は運動、緊張や不安、発熱、痛み、出血などで増加し、嘔吐、自律神経の異常などで減少する。徐脈はスポーツマンに見られることもある。

(2) 心臓と二つの循環

　心臓の左心室から大動脈弁をくぐり送り出された血液は、動脈を介して全身の臓器の細胞へと運ばれる。細胞に酸素などを運び、細胞から二酸化炭素などを受け取った血液は、静脈を介して右心房に戻る。この循環を"体循環"という。右心房に戻った血液は、肺動脈から肺に送られ、そこで二酸化炭素を放出して酸素を吸収し、肺静脈を経て左心房に戻る。この循環を"肺循環"という。

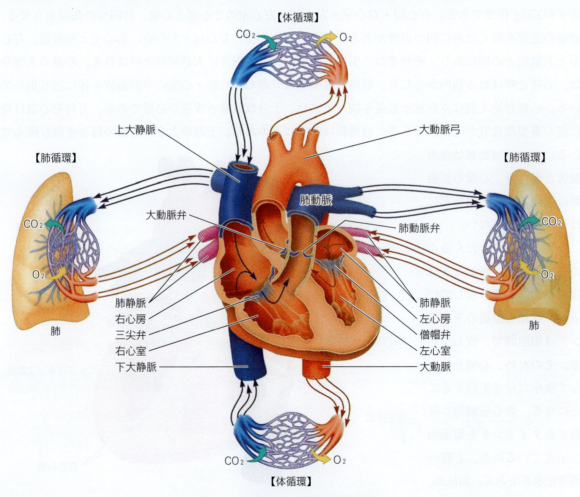

図3-2　肺循環と体循環（概念図）

(3) 血管の構造と機能

　心臓から出る血液が通る血管を動脈、臓器や組織から心臓に戻る血液が通る血管を静脈という。動脈は心臓から遠ざかるほど細くなり、ついには毛細血管となる。毛細血管の壁は薄く、細胞との間で酸素や二酸化炭素の交換が行われる。毛細血管は、次第に太い静脈となって心臓へ戻る。動脈を通る血液は心臓の収縮圧によって流れる。静脈の血液は動脈系の残圧などにより徐々に心臓に戻る。静脈には逆流防止弁があるため、重力に逆らって下肢の血液を心臓に戻すことができる。

(4) 血　液

　血液は赤血球、白血球、血小板の血球（細胞）成分と、血漿と呼ばれる液体成分で構成される。血球成分が全体の約45％を占める。赤血球には酸素と結合しやすい赤色のヘモグロビンが多量に含まれ、酸素の運搬を担う。白血球は免疫を担う細胞で、細菌やウイルスの侵入、増殖を防ぐ。血小板は出血を止める上で重要な役割を果たす。血漿はタンパク質や糖などの栄養素とナトリウム・カリウムなどの電解質を含んでいる。

2　呼吸器の基礎

(1) 呼吸器の構造と機能

　呼吸によって吸い込まれた空気は、口腔、鼻腔、咽頭、喉頭、気管、気管支を通って肺まで運ばれる。この空気の通り道を気道といい、これら気道を構成する臓器を一般に呼吸器という。体内へ酸素を取り込み、二酸化炭素を体外へ排出する役割を担っている。気道のうち喉頭より上を上気道、それより下を下気道という。

　吸い込まれた空気は、気道を通過する間に、細菌などの微生物、ほこりなどが取り除かれ、加温、加湿されて肺に達する。

　空気の入り口には口と鼻孔がある。そのため、人工呼吸の際には鼻孔と口のどちらか一方を塞ぐか、両方から空気を吹き込まなければ、空気が漏れて十分な人工呼吸ができないことになる。

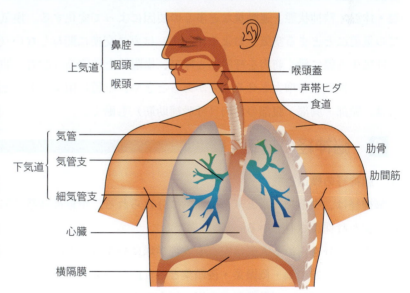

図3-3　呼吸器の構造

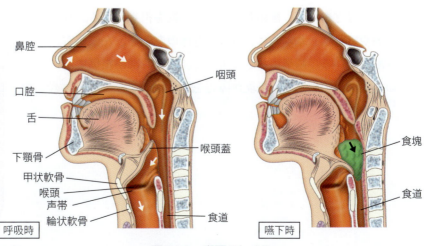

図3-4　喉頭のしくみ

口腔から咽頭までは食べた物の通路も兼ねているが、咽頭部で、空気は喉頭・気管へ、食物などは食道・胃へと分かれる。食物などが咽頭を通過する際に、喉頭の入り口にある喉頭蓋が反射的に閉じることにより、下気道への食物などの流入を予防している。誤って下気道に入った場合（誤嚥）は、咳（咳嗽反射）が生じ、それを出そうとする（喀出）。意識障害などで喉頭蓋の反射や咳嗽反射が働かないと容易に誤嚥を起こすことになる。また、咽頭は喉頭と食道に連続しているため、人工呼吸を行う際に必要以上に呼気を早く吹き込んだり、多く入れたりすると、吹き込んだ空気が気管よりもむしろ食道を通じて胃に送気されることになる。

舌は表面を粘膜に覆われた大きな筋肉の塊であり、昏睡状態や心停止の際にはその筋組織が弛緩し、仰臥位の場合には、舌根が沈下して上気道を塞いでしまう。その際、頭部後屈顎先挙上法や下顎挙上法などで下顎骨を挙上すると、骨に引っ張られる形で舌根部が引き上げられ気道を開通させることができる。舌の筋肉は下顎骨に付着しているからである。

(2) 呼吸の生理

安静下での呼吸数は、成人で14〜20回/分、2歳児では30回/分、新生児で40〜60回/分程度である。1回の呼吸で出入りする空気の量（換気量）は、およそ500mLである。これらは、年齢・体位・気温・体温・精神状態・運動量など多くの要因によって変化する。換気量のうち、鼻から肺胞に至るまでの気道にとどまる空気（およそ150mL）はガス交換に関与しない（死腔）。

呼吸する際に働く筋肉を呼吸筋と呼び、横隔膜と肋間筋（肋骨と肋骨の間にある筋肉）がその中心である。換気量を増大させる必要があるときや、気道に閉塞があるときなどに、努力性に呼吸する場合は、頸部・胸部・腹部の筋肉（呼吸補助筋）も働く。

3　脳神経の基礎

(1) 脳神経の構造と機能

脳神経は、中枢神経系と末梢神経系に分けられる。中枢神経系は脳と脊髄で構成され、頭蓋骨や脊椎に覆われ保護されている。

脳の大部分を占める大脳は左右の大脳半球に分かれ、それぞれが前頭葉・頭頂葉・側頭葉・後頭葉という四つの部分に分けられる。前頭葉は、運動機能の中枢や個人の人格特性の中枢などを担い、頭頂葉は多くの感覚の中枢を担う。側頭葉は記憶や聴覚の中枢などを担い、後頭葉は視覚の中枢を担っている。身体の運動や感覚は、基本的に、右脳が身体の左側を、左脳が右側を支配している。脳卒中などによって、脳の一部が損傷するとその損傷部位の脳が担う機能が障害を受けることになる。

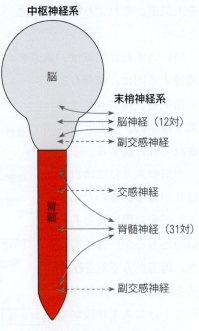

図3-5　中枢神経と末梢神経

(2) 脳神経の生理

脳は、その活動に多くの酸素とエネルギーを必要とする。脳の重さは、体重のわずか2％にすぎないが、脳で消費する酸素は、全身の酸素消費量の20％を占める。また、脳は他のどの臓器よりもエネルギー（ブドウ糖）を必要とする。神経細胞は、ブドウ糖を貯蔵することも新たにブドウ糖を合成することもできないため、脳には酸素とブドウ糖を十分に含む血液が絶えず供給される必要がある。そのため、体重の2％にすぎない脳に、全身の血流量（つまり心拍出量）の15％（およそ750mL/分）もが流れている。それが途絶えると数秒以内に意識を消失し、3〜4分以上で脳の神経細胞は死に始める。神経細胞は再生しないため、脳に不可逆的な損傷が残ることになる。

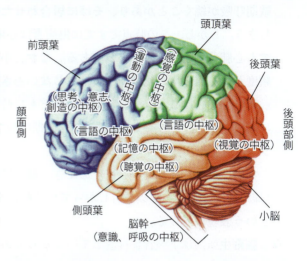

図3-6 中枢神経の構造と機能（左側面を見たもの）

4 心停止と心肺蘇生の基礎

(1) 心停止のメカニズム

ア 心停止の心電図波形と除細動

心停止とは、血液を送り出すポンプとしての役割を心臓が果たせなくなった状況をいう。心停止の際の心臓の電気的活動の状況から、心室細動（Ventricular fibrillation：VF）、無脈性心室頻拍（Pulseless：VT）、無脈性電気活動（Pulseless electrical activity：PEA）、心静止（asystole）に分類される。

心室細動とは、心室を構成する個々の心筋細胞は収縮・弛緩を繰り返しているものの、異なったタイミングでバラバラに生じているため、心臓全体としては秩序だった収縮が起こらずに、ポンプとしての役割を果たせない状況である。心電図波形の特徴から判断する。

無脈性心室頻拍とは、心室が独自に高頻度に収縮しようとするものの血液を拍出することがほとんどできず、脈が触れない状況である。傷病者の脈拍がないことと心電図波形の特徴から心室頻拍であることを確認する必要がある。

無脈性電気活動は、心室細動か無脈性心室頻拍以外の何らかの波形（電気的活動）が見られるものの脈が触れない状況をいう。

心静止は、心臓の電気的活動がほとんど消え、心電図でそれが確認できず平坦な波形（フラットライン）を示す状態である。心臓は全く動いていない。

心疾患を原因（急性心筋梗塞など）として生じる心停止（心原性心停止）では、初期には心室細動や無脈性心室頻拍であることが多く、AEDによる電気ショックが有効である。一方で、心静止と無脈性電気活動に対しては電気ショックの効果はない。このような状態の傷病者は、AEDはその波形を分析し「ショックは不要です」というメッセージを流し、電気ショックはできない。

イ 死戦期呼吸とは

死戦期呼吸とは、心停止直後に起こる呼吸運動であり、脳幹の虚血によって引き起こされると考えられている。心原性心停止の場合に出現することが多い。倒れた直後の数分間にわたって死

戦期呼吸が続くことがあり、そばに居合わせた住民はこれを傷病者が呼吸しているものと捉えてしまう。しかし、この時点ですでに傷病者は心停止に陥っているため、救助者は死戦期呼吸があっても心肺蘇生を開始する必要がある。なお、小児にも死戦期呼吸はあるが、心原性心停止の発生頻度が低く成人ほど死戦期呼吸は生じないとされる。

　死戦期呼吸は激しく泣いたあとの子どもに時折見られる、しゃくり上げるような不規則な呼吸に類似する。言葉やイラストのみで死戦期呼吸を説明することは難しく、ビデオやデモンストレーションを通して説明するのがよい。

　なお、従来、死戦期呼吸は「あえぎ（様）呼吸」とも表現されていた。しかし、住民はあえぎ（様）呼吸と聞くと呼吸を苦しがっている状況を想像しやすい。講習会では「あえぎ（様）呼吸」という表現は避ける。

ウ　脳蘇生

　脳細胞は、脳血流の停止により不可逆的なダメージを受ける。肝細胞などのように死滅した後に残った細胞が再生し機能を回復するものとは異なり、脳細胞は死滅すると再生しにくく、いったん死滅するとその機能の回復は非常に困難となる。そのため、傷病者が心停止に陥った場合、少しでも早く心肺蘇生を開始し、質の高い胸骨圧迫を続けることで脳の血流を維持することが脳蘇生のために重要である。

　もう一つ脳蘇生のために重要なことは心拍再開後の病院での治療である。一度虚血に陥った脳細胞は、心拍再開後に、活性酸素などによって障害を受ける。これを虚血再灌流障害といい、自己心拍再開後の意識の回復に大きな障害となる。この障害を少しでも軽減する目的で、近年、入院後の「脳低体温療法」が積極的に行われている。脳低体温療法は、脳を冷やすことによって脳を保護し蘇生を目指す治療法である。

(2) 心肺蘇生の原理

　胸骨圧迫を行うことで心臓から血液が送り出され、脳や冠動脈などへの血液の循環が得られる。血液が送り出される原理には、胸骨圧迫により胸骨と脊椎の間に挟まれた心臓が圧迫されて心臓内の血液が送り出されるという考え方（心臓ポンプ説）と、胸骨圧迫による胸腔内圧の上昇と、圧迫を解除した際の胸腔の陰圧が血液を循環させるという考え方（胸腔ポンプ説）がある。近年は胸腔ポンプ説が有力と考えられている。

　胸骨圧迫の際の冠動脈の血流をみると、胸骨圧迫の継続に伴って冠灌流圧（大動脈圧と右心房圧の差）は次第に上昇し、心筋へ血液が流れ始める。しかし、一旦胸骨圧迫を中断すると、冠灌流圧は瞬時に低下し、再度元の冠灌流圧に戻るまでには相応の胸骨圧迫回数を要する。そのため、胸骨圧迫は「なるべく長く続け」、「中断時間はできるだけ短く」する必要がある。人工呼吸を実施する際にも胸骨圧迫の中断は10秒以内とし、AEDの電極パッドを貼付する際も救助者が二人以上いる場合は胸骨圧迫を中断することなしに行う。

　胸骨圧迫の深さについては約5cm、そのテンポについては100～120回/分が最適とされている。これらは、それ以外であった場合に比べ自己心拍再開率が優れていることを示唆する報告などに基づいて推奨されている。

第2章
応急手当に関連する感染症

1 感染症についての指導事項

(1) 感染症について指導する目的

　住民が救急の現場で応急手当を行うことをためらう背景には、自らの応急手当についての知識・技術が十分でないことへの不安などの他に、人工呼吸を実施する際の感染症等への恐れがあるとの指摘がある。このため、応急手当普及講習では、応急手当に関連する感染症とその対策について受講者に理解してもらう必要がある。

(2) 応急手当の際の感染症対策

　傷病者の血液・便・尿・吐物などの全ての体液・分泌物・排泄物は感染症の原因となり得る。そのため、手袋、マスク、ゴーグル、感染予防衣などの標準予防策によって、感染経路を遮断することが理想である。そのため、応急手当を身に付けた人は、感染防止用の人工呼吸用資器材（一方向弁付きの感染防止用シートあるいは人工呼吸用マスク）や手袋などを常時携帯していることが望ましいといえるが、実際に応急手当の場面で直ちに標準予防策を講じることは容易ではない。そのため、応急手当に際しては、可能な範囲で、傷病者の血液・便・尿・吐物などと接触するのをできるだけ避けることが現実的な対応となる。医療従事者が業務として応急手当を行う場合には、手袋、マスク、ゴーグル、感染予防衣の着用などの標準予防策を講じる。

　血液や吐物などが傷病者の身体や衣服を汚している場合は、ガーゼやハンカチなどで拭うとともに必要に応じてビニール袋などで汚染面を覆い救助者への汚染を防ぐ。血液や吐物が付着したものを処分する場合は、直接接触しないようにビニール袋などを介してそれをつかみ、袋を裏返して入れるなどの工夫をする。血液、吐物などと直接接触した場合は、水道水と石けんで十分に洗い流す。

　救急隊員に引き継ぐなどして応急手当を終えた後は、肉眼的汚染の有無にかかわらず、速やかに手袋などを外し水道水と石けんで十分に手を洗い、必要に応じて洗顔やうがいを行う。

　応急手当に際して使用した感染防護具などは、医療廃棄物として処理するのが望ましい。住民が医療廃棄物として処理することは困難であるため、引き継いだ救急隊や医療機関などに相談するのがよい。

(3) 人工呼吸の際の感染症対策

　病院外で発生した心停止傷病者に対して、口対口人工呼吸を行っても感染の可能性は極めて低いと考えられている。B型・C型肝炎ウイルス、ヒト免疫不全ウイルス（HIV）、サイトメガロウイルスなどの危険な感染症の発生は報告されていない。そのため、感染防護具なしで口対口人工呼吸を行ってもよいが、手元に感染防護具があればそれを使用する。傷病者にB型などの肝炎、HIV感染症、肺結核などの感染の疑いがある場合や、口から出血しているなど血液に接触する危険がある場合には、感染防護具を使用する必要がある。ただ、感染防護具によって感染症の危険をゼロに減らせるかどう

かは明らかでない。感染防護具などがなく、感染を心配し人工呼吸をしない場合でも胸骨圧迫は行う。
⑷　止血の際の感染症対策
　直接圧迫止血法を行う際には、手袋などを装着して（場合によっては二重にして）実施するのが理想であるが、ない場合には救助者の手をビニール袋で覆ってから圧迫するなどの方法がある（図2－81、図2－82参照）。

2　応急手当普及講習での感染防止対策

⑴　目　的
　講習には人形を用いた人工呼吸の実技などが含まれており、人形の数によっては一つを複数人で使用することも多い。その際、受講者が人形を介した感染症の伝染などについて不安を感じることがないように適切な感染防止対策が求められる。
⑵　感染防護具の使用
　受講者一人ひとりに感染防止用の人工呼吸用資器材や手袋を配付し、これらを実際に使用して訓練を行うのも良い方法である。これにより人形を介しての感染症の伝染などの防止が図られるとともに、感染防護具の使用法について学ぶことができる。
⑶　訓練中の人形の消毒
　実技訓練の開始前に、消毒用のエタノール綿等を用いて人形の顔面、口腔内などを清拭する。受講者の交代ごとに同様に消毒を行う。
⑷　訓練終了後の人形の消毒
　全ての訓練終了後は、呼気の出入りした人形の気道などの内部も適切に消毒する。その方法は人形の種類や形式によって様々であり、取扱説明書などの記載に従う。部品を取り外し0.1～0.2％の次亜塩素酸ナトリウム又は消毒用エタノールに10～30分程度浸漬し、その後、水道水で洗い流すなどの方法がある。部品によっては、訓練ごとに破棄するディスポーザブル製品を使用する。

第3章
AEDについて

1 AEDの歴史

　我が国で年間5万人以上と推測される心臓突然死の多くは、心室細動（Ventricular Fibrillation：VF）という重症不整脈により引き起こされる。正常な心臓は、毎分60～80回の頻度で収縮と拡張を繰り返し、全身の臓器に血液を拍出するポンプ機能を果たす。しかし、心室細動では心臓が無秩序に細かくけいれんしてポンプ機能を失う心停止となり、やがて蘇生が不可能な本当の死に至る。心室細動の唯一の治療法は、電気的除細動（電気ショック）である。

　心臓は細胞内に蓄えた化学エネルギーにより収縮と弛緩を行うが、心室細動に陥ると心臓への血流も失われるので、時間とともにエネルギーが枯渇して心静止となる。心静止は終末の状態で、電気的除細動も無効である。したがって、心室細動の救命には、発生早期に電気的除細動を行う必要がある。電気的除細動までの時間が1分遅れると、社会復帰の可能性は7～10％も低下する。早期除細動（心室細動から電気的除細動までの時間短縮）こそが、心停止の予後改善に最良の方法である。ガイドライン2000以降では、心室細動発生から5分以内に電気的除細動を実施することを目標としている。この目標を達成するために開発された装置が自動体外式除細動器（Automated External Defibrillator：AED）である。

　AEDが開発された経緯は以下のとおりである。1950年代に、米国で電気的除細動を行う装置（除細動器）が開発され、1960年代から世界中の医療施設の救急室・集中治療室・手術室などに配備され、多くの心室細動患者を救命した。1970年代には、欧米先進国の救急隊に配備されるようになり、病院外で多くの傷病者を救命した。しかし、心室細動の発生早期に電気ショックを行うには、救急隊の到着前に、発見者（住民）が傷病者に電気ショックを行うことが必要である。そこで、住民も使用できる除細動器が求められ、AEDが誕生した。AED以前の除細動器では、使用者が電極を傷病者の胸部にあて、除細動器モニター画面の心電図波形を評価して電気ショックの適応を判断することが必要であった。また、除細動器が大型のため、携帯搬送は困難であった。工学技術の進歩によって、心電図評価を内蔵コンピュータが行い、しかも軽量、小型で携帯可能な新しい除細動器が開発され、AEDと名付けられた。

2 AEDの構造と機能

　AEDの大きさは、A4サイズ程度で、重量は1.5～3kgと持ち運びも容易である。現在我が国で市販されている20機種のAEDの基本的構造と機能は同様で、いずれも心電図解析・除細動・音声指示の機能を有する。電源を入れると音声指示が始まり、救助者は指示に従い行動すればよい。心停止の傷病者の胸部に電極パッドを貼ると心電図を自動解析し、除細動が必要な場合にはランプが点滅し、電気ショックを行うように音声で指示する。"自動式"と命名されてはいるが、我が国で市販されて

いる AED では、最終的には救助者が電気ショックボタンを押す必要がある。

3 心電図波形の解説

　正常心電図の波形を図3-7に示す。AED が電気ショックの適応と指示する心電図波形は、心室細動（図3-8）と心室頻拍（図3-9）である。心臓の正常な電気興奮を示す尖った波形（QRS 波）は、心室細動では失われ、不規則な細動波形が観察される。心室細動の心臓はけいれんして血液を拍出しないので、傷病者は心停止となる。一方、心室頻拍では、正常とは異なる幅広い QRS 波が観察され、心臓は量は少なくても血液を拍出している。このため、心室頻拍では傷病者が心停止になる場合（無脈性心室頻拍）と、ならない場合とがある。両者の相違は、心室頻拍の種類（波形）と心拍数（頻脈ほど血液拍出が少ない）の差に基づく拍出血液量の差によるものである。住民が AED を使用する対象は心停止に限定されている。AED は高い精度をもって心室細動や心室頻拍の心電図波形を評価するが、心停止の有無を判断しない。救助者が傷病者を観察することによって心停止であるかどうかを確認する必要がある。

　AED による心室細動、心室頻拍の解析精度は高く、信頼できる。AED は傷病者の体表面における心電図信号の周波数、振幅、波形の傾きやその形態などから総合的に心室細動や心室頻拍を検知する。心室細動では心電図波形の低い振幅と個々の波形の間に平坦波が存在しない特徴が、この評価に利用されている。心電図解析の結果、心室頻拍が検知され、AED が電気ショックのメッセージを出すのは、心電図の QRS 波形の幅が広く、心拍数が一定数（機種により異なる）を超える場合である。

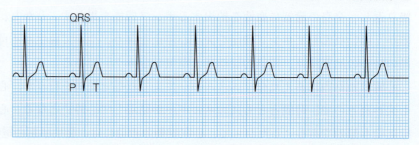

図3-7　正常心電図の波形

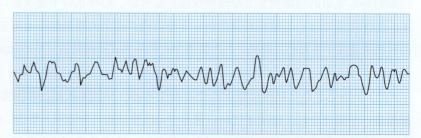

図3-8　心室細動

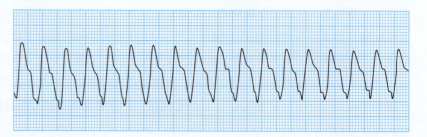

図3-9　心室頻拍

4　心臓震盪について

　小児や若年者では、前胸部への衝撃が心室細動を来すことが知られており、心臓震盪と呼ばれる。心臓震盪が発生する機序は、以下のように考えられている。前胸部に強い打撃を受けると、小児や若年者は胸郭が柔らかいために変形しやすく、変形した胸郭が心臓前面に接触して外力を加える。この外力が、心臓拡張期の特定の時期（心電図のT波の頂点付近）に加わると、心室細動などの危険な不整脈を誘発する。心臓震盪の好発年齢は18歳以下の青少年で、原因となる前胸部への衝撃は、球技（野球・ホッケーなど）、格闘技（ボクシング・空手など）によることが多い。

　心臓震盪の病態は19世紀から知られていたが、1990年代に米国の法医学者 Barry Maron が米国の消費者安全協会、国立スポーツ傷害研究所、野球のリトルリーグ、ニュースメディアなどの記録を精力的に調査し、心臓震盪によると思われる突然死を抽出する作業を行い、25人の死亡例（3歳から19歳）を報告したことから、社会的に知られるようになった。この抽出に用いられた基準は、①心停止の直前に前胸部に非穿通性の衝撃を受けている、②競技会・ゲーム・運動中に発症する、③心臓・胸骨・肋骨に明らかな構造的損傷がない、④発生状況が詳細に判明している、の4点である。

　心臓震盪は我が国の医学教育カリキュラムに含まれていなかったので、多くの医療従事者は心臓震盪を知らなかった。近年、非営利法人などの精力的活動により、我が国にも心臓震盪が発生していることが明らかとなり、マスコミも心臓震盪の危険性を知るようになった。日本救急医学会・日本循環器学会・日本小児科学会は2005年に消防庁に要望書を提出し、心臓震盪に対する調査と啓発を働きかけた。以下に我が国の具体的な事例を述べる。

症例1）　公園でキャッチボールをしている子どもたちがいた。投げたボールがそれて、遊んでいた8歳の少年の胸に当たり、直後に少年は意識を失った。救急隊が到着すると心停止であった。

症例2）　河川敷で少年野球の練習が行われ、打球が少年の前でバウンドして胸を直撃し、直後に少年は倒れた。救急隊が到着すると心停止であった。

症例3）　家庭で夫婦げんかが起こり、止めようとした17歳の娘の胸に親の肘が当たった。直後に娘は倒れ、救急隊が到着すると心停止であった。救急隊は電気除細動を行い、心拍が再開し、病院に搬送され、完全社会復帰を果たした。

　心臓震盪の発生頻度は高いものではないが、健康な青少年に心臓突然死をもたらす病態であること、学校活動やスポーツ活動が関連すること、救命にはAEDが必要なこと、前胸部を保護すれば（衝撃緩和の防具など）予防できることなどから、医療従事者のみならず、住民も知るべき病態である。

5　PAD

(1) PADとは

　AEDは心停止の救命に有用ではあるが、心室細動の発生早期に使用しなければ効果を失う。早期除細動の目標は心停止の発生から5分以内の電気的除細動である。このためには、多数のAEDを社会に効率良く配備し、救急隊の現場到着前に、住民がAEDを用いて心停止の傷病者を除細動する体制が必要である。この体制をPAD（Public Access Defibrillation）という。PADは、「電気的除細動は専門的治療で、医療従事者だけが行う救命処置」という従来の救命医学の概念を変えた。米国心臓協会（AHA）は1992年からPADを積極的に推進し、PADの啓発活動が除細動器メーカーにAEDの開発を促し、AEDの普及とともに一次救命処置にAEDが加えられ、ガイドライン2000からPAD

の重要性が強調されるようになった。

PADの概念は、AEDを空港・会議場・競技場・カジノ・ショッピングモールあるいは大きなオフィスビルに配置することを促し、消火器のようにAEDが置かれることを目指している。AEDの設置場所には、AED標示が掲示され、その横には緊急電話が設置されている。また、PADを行うには、AEDを適切に使用できる住民を社会に確保しなければならない。米国では、警察官・消防官・警備員・スポーツトレーナー・ライフガード従事者・スキーパトロール・客室乗務員など職務上心停止者への対応義務がある者、AEDが配備された職場の職員、心停止の危険が高い心臓病患者の家族に重点を置いてAEDを使用できる住民の確保を図っている。

(2) 我が国の状況

2014年12月までに国内で販売されたAEDは約63万6,000台に上る（図3-10）。AEDの販売当初の主な購入先は消防や医療機関であったが、その後、行政機関・学校・文化施設・スポーツ施設・福祉施設・ホテル・空港・航空機・イベント会場など消防や医療機関外の購入が増加し、現在では約51万6,000台のAED（総数の81％）がPADとして使用できる状況になった。大阪府では、医療機関以外の公共の場所に設置しているAEDのうち、31％が学校、13％が職場、5％が駅などの公共交通機関に設置されているという。このように、第一段階ともいうべき公共スペースへのAEDの多数配備は、成功しつつある。

次いでPADの達成には、これらのAEDを住民が使用できることが必要になる。救命講習の中で最も受講者数の多い消防庁の普通救命講習は、2005年1月から住民へのAED講習を加えた。AED講習の年間受講者数は年々増加している。住民がAEDで除細動を実施した件数も年々増加し、2014年には1,664件に達した（図3-11）。

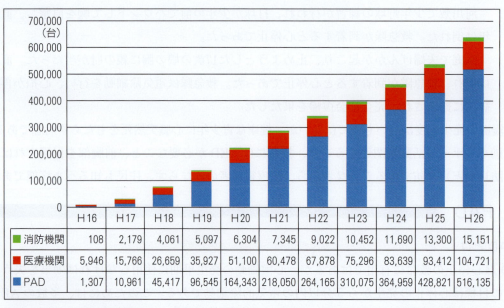

「平成26年度厚生労働科学研究費補助金（循環器疾患・糖尿病等生活習慣病対策総合研究事業）『循環器疾患等の救命率向上に資する効果的な救急蘇生法の普及啓発に関する研究』報告書」から引用

図3-10　日本国内で販売されたAEDの台数（累計）の推移

これらAEDにより、以前には考えられなかった以下のような救命事例が報告されている。
- 野球の練習中の救命：野球の練習中に倒れた10歳代男性に、教員とチームメイトが119番通報・胸骨圧迫・AED準備を行った。3回電気ショックを与えたところ、救急隊到着時には、呼吸と脈拍が回復し、搬送中に意識も回復した。
- サッカーの試合中の救命：サッカーの試合中、1～2m離れたところから蹴ったボールが20歳代男性の胸に当たった。男性は一度は立ち上がったが、すぐに倒れて意識を失った。選手やチームメイトと審判員が119番通報・胸骨圧迫・AED準備を行い、AEDのショック後、心肺蘇生を続けたところ体が動き始め、救急隊到着時には、会話が可能になるまで回復した。
- スポーツクラブで運動中の救命：スポーツクラブでランニング後、意識を失い呼吸もなくなった40歳代男性に、複数の従業員が119番通報・胸骨圧迫・AED準備を行った。2回電気ショックを与えたところ、救急隊到着時には呼吸と脈拍が回復し、病院で治療後、後遺症なく退院した。
- テニスの練習中の救命：テニスの練習中に倒れた40歳代男性に、コーチと練習生が119番通報・心肺蘇生・AED準備を行った。AEDのショック後、胸骨圧迫を続けたところ体が動き始め、救急隊到着時には、意識と呼吸、脈拍が回復した。

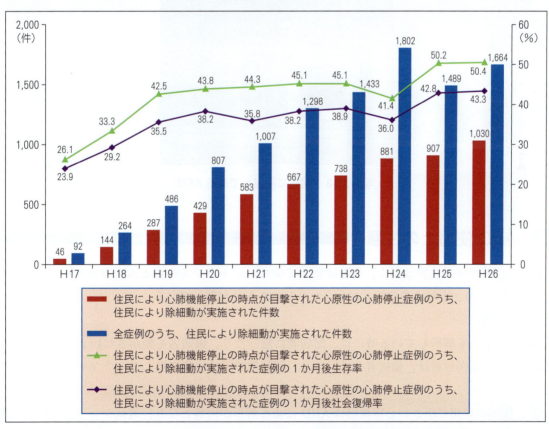

消防庁『平成27年版 救急・救助の現況』に基づいて作成

図3-11　住民により除細動が実施された件数の推移

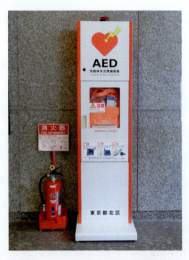
写真3-1　行政機関に設置してあるAED

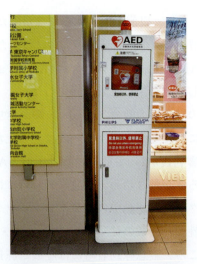
写真3-2　駅に設置してあるAED

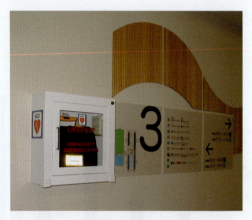
写真3-3　病院に設置してあるAED

6　AED使用上の注意

　AEDの心電図解析性能は高く、故障は極めて少ない。トラブルのほとんどは救助者がAEDを不適切に使用したり、心停止を確認しなかったりしたことに起因している。

(1)　心電図解析

　AEDが心電図を解析している時には、傷病者に触ったり、傷病者を動かさないように注意する。AEDによる心電図解析は、傷病者のけいれん、死戦期呼吸、体位変換、アーチファクトに影響を受ける。

　一方、振幅の非常に小さい心室細動はAEDによる解析が困難となり、電気ショックの指示を出さない場合がある。また、自動植込み型除細動器（傷病者の体内に植込まれている）と競合して、AEDが適切に作動しない場合がある。AEDは、適応のない傷病者に電気ショックを加えることを極力防止するよう設計されているので、「疑わしい」と判断した場合には、電気ショックを指示しない。

(2)　心室細動・無脈性心室頻拍以外における電気ショック

　発生頻度は極めて低いが、循環の保たれた傷病者にAEDによる電気ショックが行われた報告がある。これはAEDのトラブルが原因ではなく、心停止を確認しなかった救助者の不適切な判断が原因

である。このような事例は、心室頻拍や心室頻拍に類似した頻脈性不整脈において発生する可能性がある。その理由は、AEDが一定の心拍数を超える心室頻拍に対して除細動を指示するようにプログラムされているためである。救助者が心停止を確認せずにAEDを使用すると、このようなトラブルが起こり得る。AEDを安全に使用するには、救助者が傷病者の心停止を確認することが前提となる。

(3) 未就学の小児（約1歳以上で約6歳まで）と乳児（1歳未満）

未就学の小児と乳児には小児用電極パッドを使用すべきである。その理由は、成人に対する通電量が小児には過剰で、心筋障害をもたらす可能性があるからである。AEDには小児用モードと呼ばれる機能が付いた機種もあり、これを用いる場合には成人用電極パッドをそのまま用いる。

しかしながら、小児用電極パッドがない場合には、成人用電極パッドを用いてAEDを使用する。なぜなら、心室細動には電気ショックのみが有効な治療だからである。このとき、成人用電極パッドは小児用よりも大きいので、パッドが触れ合わないように注意する。

7 AEDの設置と維持管理

AED設置場所は、誰でも認識できるように表示しておく必要がある。その表示には、心肺蘇生法委員会（一般財団法人日本救急医療財団）において正式に採択された「AEDマーク」（図3-12）のほか、各メーカーが発行しているマークもある。

また、AEDは、毎日、内部回路やバッテリー残量などを自動的にセルフチェックしている。異常がある場合には、アラーム音で知らせるとともに、インジケータで使用不可の表示に変更するように設定されている。このため、日常点検によるインジケータ表示の確認が必要になる。

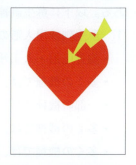

図3-12　AEDマーク

しかし、AEDの急速な普及により、単に設置されただけのものも少なくない。これらは、電極パッドやバッテリーの使用期限切れ、AEDのセルフチェック結果を表示するインジケータの確認などを行わずに設置され、このためにAEDが使用できない状況が増えてきたことから、2009年4月に厚生労働省からAEDの設置者に対して以下の通知が行われた。

> 1) AEDのインジケータの表示を日常的に確認すること。
> 2) 消耗品（電極パッド及びバッテリー）の交換時期を表示ラベルにより確認し、適切に交換すること。
> 3) AEDの設置情報の登録

現時点では、AEDの管理運営は購入組織や販売業者に委ねられており、その設置に関する情報の登録も任意になっている。公表の了解が得られたものについては、日本救急医療財団がホームページ上で検索できるようにしている。さらに、緊急時には最寄りのAEDの設置場所がアプリで検索できるようにすることも試みられている。

今後は、AEDを使用した後の報告と検証が適切に行われる体制を整備することが望まれる。

第4章

訓練用資器材

1 蘇生訓練用人形

　心肺蘇生の訓練には蘇生訓練用人形等を用いて実習を行う。受講者一人当たりの実習時間を多く取ることができるように、蘇生訓練用人形等はできるだけ多く準備することが望ましい。人形には成人、小児、乳児の3種類があり、成人人形と小児人形には全身型と半身型がある。製品によっては手技を測定するための器具が付いているものや、パソコンに接続できるもの、記録が紙で出力されるものがある。以下に蘇生訓練用人形の主な機能と代表例を紹介する。

(1) 蘇生訓練用人形の主な機能
- 胸骨圧迫・人工呼吸の吹き込み・気道確保等、心肺蘇生の手技が訓練できる。
- 多くの機種では、胸骨圧迫の深さを表示することができる。
- 一部の機種では、胸骨圧迫の速さを音で示すことができる。
- 多くの機種では、適切な気道確保をすることにより気道が開く。
- 多くの機種では、呼気吹き込み量を表示することができる。

(2) 蘇生訓練用人形の保守管理
- フェイスシールドを使用して口対口人工呼吸の練習を行うときは、一人の訓練が終了するたびに、70％消毒用エタノールを用いて人形の口唇部を清拭する。
- 一部の機種では、講習会の終了ごとに、顔などのカバーを外し、消毒用エタノールや0.1～0.2％次亜塩素酸ナトリウムを用いて消毒するか、0.05％の次亜塩素酸ナトリウム液に10分以上浸す。
- 操作や肺の袋交換等、保守管理の詳細は取扱説明書を参照のこと。

(3) 成人人形
　成人人形のうち、全身人形の代表例とその主な特徴は、表3-1のとおりである。

表3-1 成人全身人形の代表例とその主な特徴

レサシアン with QCPR®：レールダル メディカル ジャパン㈱	
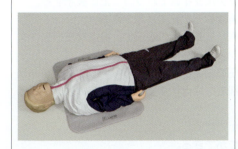	・レサシアン with QCPR®は3種類のフィードバックオプション（SimPadスキルレポーター、スキルガイド、ワイヤレススキルレポーター）を選択できる。 ・CPR実技の測定によりスキルを向上させるための方法を明確に受講者・インストラクターへリアルタイムにフィードバックできる。 ・トレーニングの記録を保存・分析することにより、終了後にフィードバックできる。 ・デブリーフィングを通じてスキルを向上させる機会を提供できる。 ・頭部後屈、顎先挙上、圧迫の深さ・速さ及び胸の上がりなどのリアルな解剖学的特徴がある。 ・センサーが正確な手の位置を指示できる。 ・換気システムにより、バッグバルブマスクや口対口を用いた人工呼吸トレーニングの際に適切な胸の上がりを実感できる。 ・『JRC蘇生ガイドライン2015』に対応している。 ・異なる胸の硬さを設定でき、付け替え用スプリング2個（ハード、ソフト）を付属している。 ・フェイスマスクが着脱可能で簡単に洗浄・消毒でき、エアウェイ・肺袋は、交換可能である。
蘇生法教育人体モデル JAMY G2015：㈱ヤガミ	
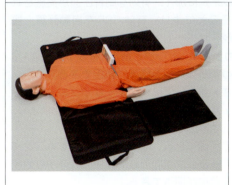	・肩をたたくとランプ表示される。 ・気道確保の適否がランプで確認できる。 ・表示機は人形内へ収納でき、AC・DC両電源により電源供給ができる。 ・胸骨圧迫の適正な圧迫位置をLEDの色表示で確認でき、胸骨圧迫の適正な深さ・速さ、人工呼吸の送気量をレベルメータの色表示で確認できる。 ・気道部・肺袋及びフェイスマスクの着脱・交換が簡単にできる。 ・実技動作が印字できるプリンタ付モデルもある。 ・手足の付かない上半身モデルもある。
アンブマン：日本船舶薬品㈱	
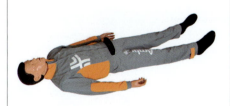	・胸部の硬さの調節機能があり、小児から高齢者までの胸部の硬さを設定し、胸骨圧迫トレーニングができる。 ・モニタリングシステムを人形腰部に内蔵しており、ワンタッチで引き出せる。これにより人工呼吸の適否、胸骨圧迫の位置・深さを確認できる。 ・電源が不要である（モデルWでWiFi接続を行う場合は乾電池が必要）。 ・使い捨てのエアバッグを用いており、人形内部の洗浄・消毒が不要である。 ・フェイスカバーが着脱可能で簡単に洗浄・消毒できる。 ・頭部後屈顎先挙上法又は下顎挙上による気道確保をしないと換気ができない。 ・両腕・脚部がオプションなので、状況に合わせて選択できる。

フィードバック器具の代表例とその主な特徴は表3-2のとおりである。

表3-2　フィードバック器具の代表例とその主な特徴

胸骨圧迫コーチングシステム　CPR Evolution：キッセイコムテック㈱	
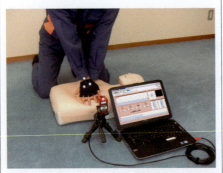 （人形は含まない。）	・パソコンと1台の赤外線カメラで構成されている。赤外線カメラが手袋に装着された反射マーカを検出し、胸骨圧迫時の手の動きを計測する。 ・手の動きのデータから、圧迫の深さ・速さ・解除・デューティーサイクルを算出し、リアルタイムでパソコン上に表示する。 ・手の圧迫位置・圧迫角度も三次元で計測できる。 ・練習モードでは、音声とモニタ上の表示で、最適な圧迫動作を促すリアルタイムのフィードバックができる。 ・テストモードでは、圧迫の深さ・速さ・解除・デューティーサイクルの4要素、個別での採点と4要素の平均点の表示ができる。 ・人形を選ばずに計測ができる。 ・過去のデータとの比較ができる。 ・ソフトウエアの設定変更だけで、ガイドラインの変更にも対応できる。
しんのすけくん：住友理工㈱、フコク物産㈱	
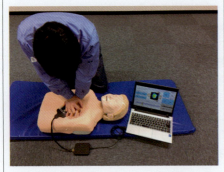 （人形とマットは含まない。）	・『JRC蘇生ガイドライン2015』対応の胸骨圧迫訓練評価システム。ガイドライン2015で新たに設定された圧迫の深さ・速さの上限に対応している。 ・通常の胸骨圧迫比（CCF）に加え、有効な胸骨圧迫が実施された回数をカウントすることにより、有効CCFを自動計算、質の高い胸骨圧迫の実現をサポートできる。 ・圧迫位置を可視化。カラーマッピングと音声ガイダンスにより、目視では分からないわずかなズレを認識、修正できる。 ・要求項目（圧迫の深さ・速さ・デューティーサイクル・解除・CCF）の実施状況をリアルタイムで確認できる。可視化により、経験や勘に頼らない、効率的な訓練を実現。 ・要求項目ごとに得点で評価できる。改善点を明確化することにより、訓練者のモチベーションが向上し、住民にも分かりやすく、実習への積極的な参加が期待できる。 ・大掛かりな設備が不要で、手持ちのパソコン、訓練人形へ取り付けられる。 ・ストレッチャーやマットレスを用いた訓練にも対応し、柔らかい素材の上でも正確な計測ができる。 　（CCF：chest compression fraction）

1 蘇生訓練用人形

あっぱくんプロ：㈱アレクソン、フクダ電子㈱

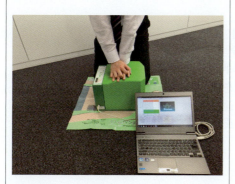

- 『JRC蘇生ガイドライン2015』において重要な、圧迫の位置・深さ・速さが、専任のインストラクターなしでも音声ガイダンスで自己学習でき、正確な手技が学べる（練習モード）。
- 指導する側の評価誤差がなく公平な評価ができる（評価モード）。
- 練習・評価結果をＩＤ管理でき、評価データをプリントアウトできる（データ管理出力には、別途パソコン、プリンタが必要）。
- 胸の弾力がリアルである。
- 音声ガイダンス判定条件
  - (1) テンポ速すぎ：121回/分以上のテンポ算出時
  - (2) テンポ遅すぎ：99回/分以下のテンポ算出時
  - (3) 適切なテンポ：100回～120回/分のテンポ算出時
  - (4) 深さが不十分：深さ49mm以下時
  - (5) 戻し不完全　：3回連続で戻し（解除）不完全時

SimPadスキルレポーター：レールダル メディカル ジャパン㈱

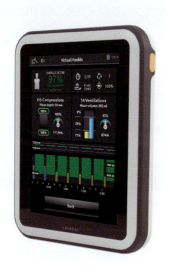

- シミュレーション及びCPRトレーニングのために開発されたポータブル操作機器である。
- リアルタイムでのCPRスキルの総合的かつ客観的なフィードバックができる。
- 詳細な結果説明画面が表示される。
- 改善ポイントを強調した概要要旨が表示される。
- 複数教育のために複数のマネキンのコントロールができる。
- 胸骨圧迫と人工呼吸の上限値・下限値が調整できる。
- レサシアン with QCPR®に無線で接続できる。
- USBケーブルで、レサシアン with QCPR®とレサシベビー with QCPR®にも接続できる。
- バッテリーの持続時間は、付属の充電器の急速充電で4時間である。
- データを付属のUSBケーブルにてパソコンに移管し、バックアップ及び保存ができる。
- ルータを使用することにより、複数のマネキンを使用できる。
- 設定や使用方法が簡単である。
- AEDトレーナー使用時にシナリオをリモートコントロールできる（レールダルのリンクシステムを経由する場合）。
- CPRシミュレーション時に主要なイベントが記録できる。

成人人形のうち、半身人形の代表例とその主な特徴は、表3-3のとおりである。

表3-3　成人半身人形の代表例とその主な特徴

リトルアン：レールダル メディカル ジャパン㈱	
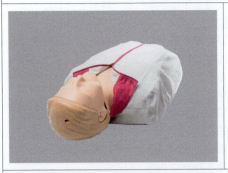	・本体は約2.6kgと軽量 ・成人CPRに必要な全ての基本的機能を搭載している。 ・生体に忠実な解剖学的設計により、成人CPRテクニックを学ぶために必要な機能を装備している。 ・軽量設計のため持ち運びに便利である。 ・耐久性の高い構造で長期使用できる。
蘇生法教育人体モデル　JAMY-P：㈱ヤガミ	
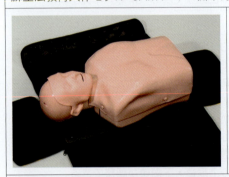	・本体は2.8kgと軽く、ソフトケースが付属している。 ・人工呼吸により胸郭が上昇する。 ・胸骨圧迫の適正な深さと適正な気道確保をクリック音で確認できる。 ・気道部・肺袋及びフェイスマスクの着脱・交換が簡単にできる。
エリック：㈱ワコー商事・QQジロー：日本光電工業㈱	
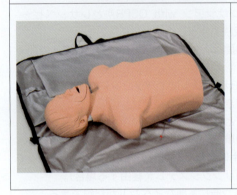	・使い捨ての気道・使い捨ての肺のため清潔であり、簡単に交換できる。 ・マウスノーズが容易に着脱可能で、簡単に洗浄・消毒できる。 ・人工呼吸の送気量、胸骨圧迫の位置・深さをランプで確認できる（表示器付きのタイプのみ）。 ・シンプルな構造で壊れにくく、小型軽量で持ち運びが便利である。 ・収納バッグは膝当パッド付きで、訓練時に毛布等の代わりとなる。 ・スプリングを使用していないため、胸の弾力がリアルである。

(4) 小児人形

小児人形の代表例とその主な特徴は、表3-4のとおりである。

表3-4　小児人形の代表例とその主な特徴

ティミー：㈱ワコー商事	
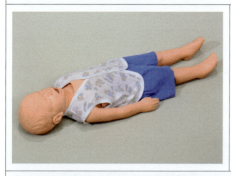	・3歳児をモデルにしている。 ・人工呼吸の送気量、胸骨圧迫の位置・深さをランプで確認できる。 ・頸動脈触診訓練（表示器付きのタイプのみ）、換気時の胸の隆起確認もできる。 ・使い捨ての肺のため清潔であり、簡単に交換できる。 ・水の中での救助訓練もできる。
蘇生法教育幼児モデル JAMY Ⅱ－Ⅰ：㈱ヤガミ	
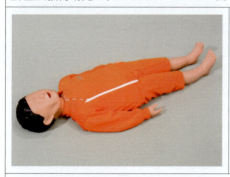	・4歳児をモデルにしている。 ・人工呼吸の送気量、胸骨圧迫の位置、適正な圧迫の深さをランプと音で確認できる。 ・AC・DC両電源により電源供給ができる。 ・異物除去訓練は、腹部突き上げ法の訓練が行える。 ・気道部・肺袋及びフェイスマスクの着脱・交換が簡単にできる。
レサシジュニア：レールダル メディカル ジャパン㈱	
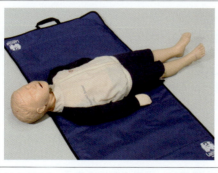	・5歳児をモデルにしている。 ・リアルタイムでランプ表示による胸骨圧迫の位置・深さが表示される（スキルガイドモデル）。 ・簡易モデルのリトルジュニアとフェイス・エアウェイを共用できる。 ・ハードケース入りのため、重ね置きでの保管もできる。 ・オプションで異物除去トレーニングにも対応している。 ・水難救助訓練を実施できる（水難救助モデル）。
リトルジュニア：レールダル メディカル ジャパン㈱	
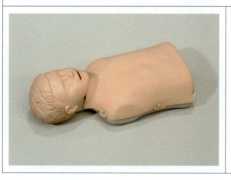	・レサシジュニア同様、5歳児をモデルにしている。 ・本体は約1.8kgと軽量である。 ・胸骨圧迫の位置・深さを知らせるクリッカー機能を搭載している。 ・上級モデルのレサシジュニアとフェイス・エアウェイを共用できる。 ・運搬用ソフトケースが付属している（1体入り若しくは4体入り）。

(5) 乳児人形

乳児人形の代表例とその主な特徴は、表3-5のとおりである。

表3-5　乳児人形の代表例とその主な特徴

レサシベビー with QCPR®：レールダル メディカル ジャパン㈱	
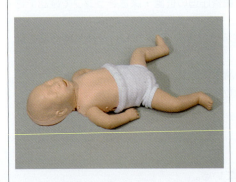	・3か月の乳児をモデルにしている。 ・頭部後屈、顎先挙上、圧迫の深さ・速さ及び胸の上がりなどのリアルな解剖学的特徴がある。 ・センサーにより正確な手の位置を指示できる。 ・換気システムにより、バッグバルブマスクや口対口を用いた人工呼吸トレーニングの際に適切な胸の上がりを実感できる。 ・『JRC蘇生ガイドライン2015』に対応している。 ・リアルタイムでランプ表示によるCPR手技の良否が表示される（スキルガイドモデル）。 ・ハードケース入りのため、重ね置きでの保管もできる。 ・頭部後屈顎先挙上などの手技を実施することで気道が開通する。 ・頭部を後屈しすぎると気道が再閉塞する。 ・フェイス・エアウェイを簡単に交換できる。
ベビーアン：レールダル メディカル ジャパン㈱	
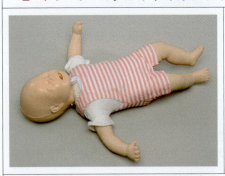	・3か月の乳児をモデルにしている。 ・本体は約1kgと軽量である。 ・胸部突き上げ法・背部叩打法による異物除去の訓練が行える。 ・フェイス・エアウェイを簡単に交換できる。 ・運搬用ソフトケースが付属している（1体入り若しくは4体入り）。
キャシー：㈱ワコー商事	
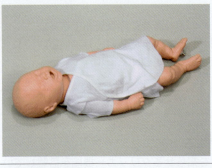	・6か月の乳児をモデルにしている。 ・人工呼吸の送気量、胸骨圧迫の位置・深さをランプで確認できる。 ・頸動脈触診訓練（表示器付きのタイプのみ）、換気時の胸の隆起確認もできる。 ・使い捨ての肺のため清潔であり、簡単に交換できる。 ・水の中での救助訓練もできる。
蘇生法教育乳児モデル JAMY Ⅱ－babyN：㈱ヤガミ	
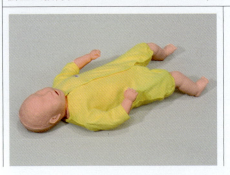	・7～8か月の乳児をモデルにしている。 ・人工呼吸の送気量、胸骨圧迫の位置、適正な圧迫の深さをランプと音で確認できる。 ・AC・DC両電源により電源供給ができる。 ・気道部・肺袋及びフェイスマスクの着脱・交換が簡単にできる。

アンブ ベビーマネキン：日本船舶薬品㈱	
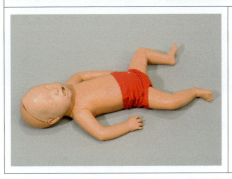	・1歳までの乳児へのリアルな CPR トレーニングができる。 ・電源が不要である。 ・吹き込み量が適切でないときは、腹部が隆起する。 ・使い捨てのエアバッグを用いており、人形内部の洗浄・消毒が不要である。 ・フェイスカバーが着脱可能で簡単に洗浄・消毒できる。 ・頭部を過度に後屈や挙上したときは、気道が閉塞され、頭部を正しく定位したときのみ気道確保ができる。

(6) 個人用訓練教材

　個人用訓練教材の代表例とその主な特徴は、表3-6のとおりである。

表3-6　個人用訓練教材の代表例とその主な特徴

あっぱくん：特定非営利活動法人 大阪ライフサポート協会 （あっぱくんライト：㈱アレクソン、フクダ電子㈱）	
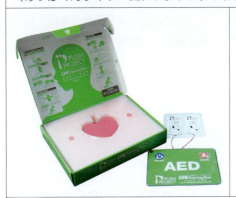	・適切な位置・深さで圧迫ができていると音が鳴る。 ・ハート部分を反転させることで圧迫の強弱が調整できるため、子どもや女性の訓練にも活用できる。 ・組み立ての必要がなく、講習会での時間の節約ができ、集団訓練に適している。 ・ハート部分の耐久性が高く、繰り返し使用できる。 ・人体の描かれたシートに心臓部を置いて訓練し、付属の収納袋に収納可能な「あっぱくんライト」もある。
スクーマン2：アテナ工業㈱	
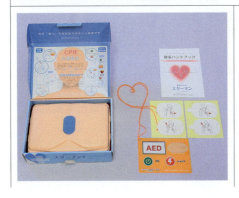	・適切な位置・深さで圧迫ができているとクリック音が鳴る。 ・胸部模型の下にある土台には、心臓及び肝臓がかたどられており、臓器の仕組みから胸部圧迫の正しい位置を理解できる。 ・箱の内側の赤色が見えなくなるまで胸部模型を戻すことで、圧迫解除ができているか確認できる。 ・講習会等の後、各自で繰り返し使用できる。 ・子ども（小学校高学年程度）や女性向けに、「スクーマン2」に比べ胸部が柔らかい「スクーマンPOCO」もある。

ミニアン（CPR・AED 学習キット）：レールダル メディカル ジャパン㈱	
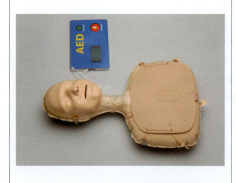	・マネキン・模擬 AED・インストラクション DVD・テキストブックなどが付属している。 ・DVD（本編約30分）を見ながら実習する方式のため、一人の指導者でより多くの人数を指導できる。 ・一人 1 台の教材を使用することにより、実技の時間を効果的に確保できる。 ・講習後に自宅に持ち帰ることで、家族にも CPR と AED の学習機会を提供できる。 ・自宅でも DVD を見ながら定期的な反復練習（自己学習）を行えるので、技術の維持ができる。 ・マネキンは、適切な手の位置・深さで胸骨圧迫を行うとクリック音が発生する。
ミニアン Plus：レールダル メディカル ジャパン㈱	
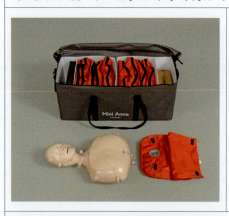	・耐久性が高く、30万回以上の圧迫ができる。 ・簡単で衛生的なポンプバッグを採用している。 ・圧迫の力を 2 段階に調節可能なクリッカー付（ソフト、ハード） ・マネキン10体をキャリーバッグに収納できるため、準備、片づけが簡単でコンパクト。持ち運びにも便利である。
ミニベビー（乳児 CPR 学習キット）：レールダル メディカル ジャパン㈱	
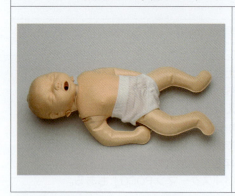	・マネキン・インストラクション DVD などが付属している。 ・DVD（本編約20分）を見ながら実習する方式のため、一人の指導者でより多くの人数を指導できる。 ・一人 1 台の教材を使用することにより、実技の時間を効果的に確保できる。 ・講習後に自宅に持ち帰ることで、家族にも乳児 CPR の学習機会を提供できる。 ・自宅でも DVD を見ながら定期的な反復練習（自己学習）を行えるので、技術の維持ができる。 ・DVD では気道異物への対応方法も説明されている。

(7) 気道異物除去訓練用人形

気道異物除去訓練用人形の代表例とその主な特徴は、表3-7のとおりである。

表3-7　気道異物除去訓練用人形の代表例とその主な特徴

チョーキングチャーリー：レールダル メディカル ジャパン㈱	
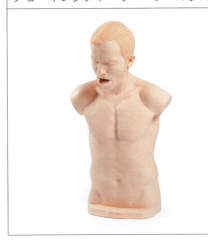	・成人男性の上半身をモデルにしている。 ・腹部突き上げ法での異物除去を訓練できる。 ・正しく腹部突き上げ法を行うと異物が除去され、手技の評価ができる。

2　感染防護具

感染防護具の代表例とその機能・使用方法は、表3-8のとおりである。

表3-8　感染防護具の代表例とその機能・使用方法

フェイスマスク	
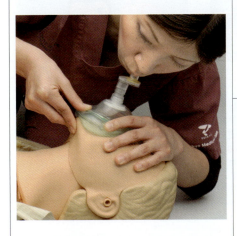	機能 ・口・鼻対マスクの人工呼吸が行える。 ・気道確保が容易に行え、適度な下顎挙上及び口の開放が同時に行える。 ・口又は鼻のいずれか一方が閉塞していても換気ができる。 ・成人・小児及び乳児の顔の輪郭に容易に密着できる。 ・透明ドームにより、患者の口唇の色や分泌物を確認できる。
	使用方法 ・マスクドームを押し出す。 ・一方向弁を取り付ける（初めから付いているものもある。）。 ・マスクを口・鼻に当て、頭側の手の親指・人差指でマスクの尖っている方を押さえ、足側の手の親指でマスクを押さえ、人差指・中指で気道を確保する。 ・中断時間を最小にするため一人で人工呼吸を行うときは、傷病者の横（胸骨圧迫の位置）で行う。 ・アルコール又は次亜塩素酸ナトリウムで消毒を行う。

訓練用呼気吹き込み用具（フェイスシールド）	
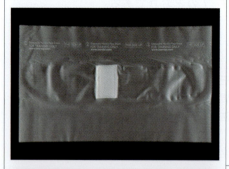	機能 ・人形の顔に直接触れず、口対口・鼻の人工呼吸が行える。
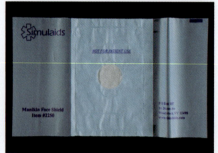	使用方法 ・訓練用人形の顔の上に当て、口又は鼻に息を吹き込む。 ・訓練使用後は廃棄し、再利用は避ける。

3　AEDトレーナー

AEDを用いた電気ショックの訓練に用いる。

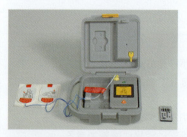 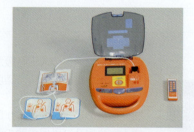 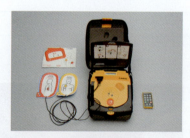

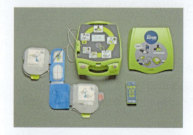 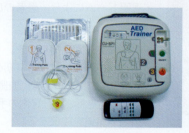 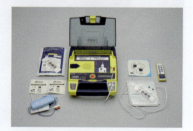

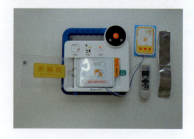 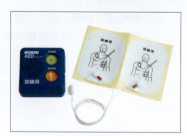

写真3-4　各社のAEDトレーナー

(1) 主な機能
- 電源を入れる・電極パッドを貼る・心電図を解析する・ショックボタンを押す等のAEDの操作を実際の操作と同様に音声メッセージに従い訓練することができる。
- 実際にエネルギーは出ないので、安全に電気ショックの訓練をすることができる。
- 現実の蘇生現場で起こり得る様々な想定をしたシナリオが複数内蔵されており、シナリオ選択することにより実践的な訓練を行うことができる。

(2) メーカーや機種による相違点
- 操作手順や(1)に示した基本的な機能は同じである。
- 電源の入れ方とふたの開閉は機種によって異なる。
- シナリオを進めるためのリモコンがある機種とない機種がある。
- 電極パッドのケーブルが事前に本体に接続されている機種と接続されていない機種がある。
- 具体的な操作手順は、**(4)各社のAEDトレーナーの使用方法**を参照のこと。

(3) 保守管理
- 電極パッドは粘着力が衰えるので、適宜交換する。
- 定期的にバッテリー(乾電池)の交換や充電を行う。
- 操作や保守管理の詳細は、取扱説明書を参照のこと。

(4) 各社のAEDトレーナーの使用方法

　ア　AEDトレーナ3（ハートスタートFR3の練習器）：レールダル メディカル ジャパン㈱、フクダ電子㈱、㈱フィリップスエレクトロニクスジャパン

【標準トレーニングパッドを使用する場合】

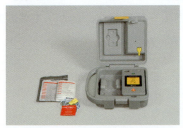
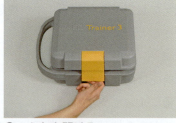
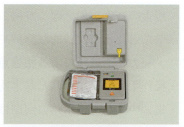

①　ふたを開ける。　　（ふたを開けると同時に電源が入る。）

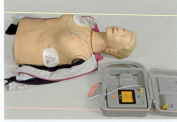
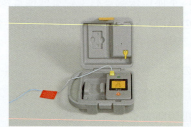
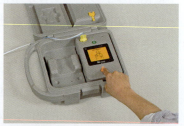

②　傷病者に電極パッドを装着する。
③　コネクターを接続すると自動的に解析が始まる。
④　点滅しているショックボタンを押す。

【トレーニングパッド3を使用する場合】

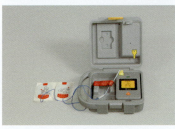
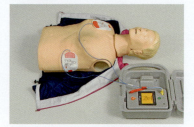
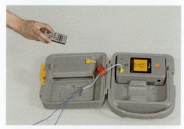

AEDレサシアンの場合、電極パッドを装着すると自動的に解析が始まる。
AEDレサシアン以外の場合は、リモコンの「電極パッドOK」ボタンを押すと解析が始まる。

【リンクパッドを使用する場合】

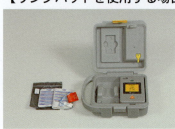
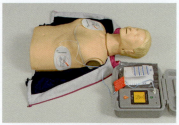
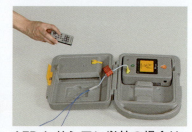

AEDレサシアンの場合、電極パッドを装着すると自動的に解析が始まる。
AEDレサシアン以外の場合は、リモコンの「電極パッドOK」ボタンを押すと解析が始まる。

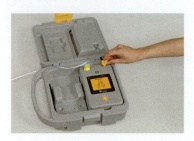

トレーニング用小児キーを入れると小児用モードで使用することができる。

イ　トレーニングユニット　TRN－2150（AED－2150の練習器）：日本光電工業㈱

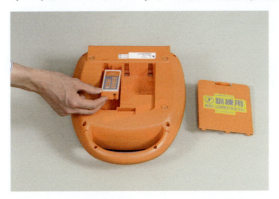

準備：リモコン収納部からリモコンを取り出す。

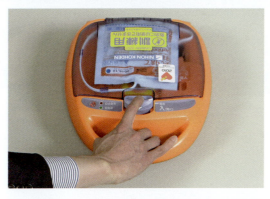

① 電源スイッチを手前にスライドさせ、ふたを開ける。

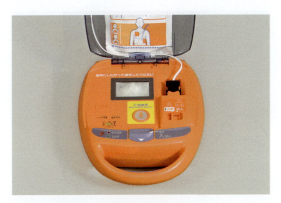

（ふたを開けると同時に電源が入る。）

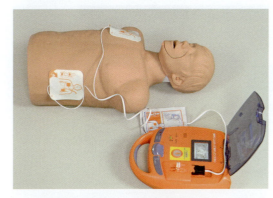

② 傷病者に電極パッドを装着する。

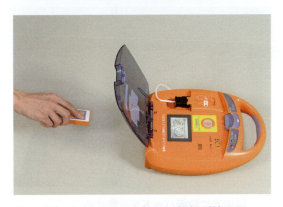

③ リモコンの「2」を押すと解析が始まる。

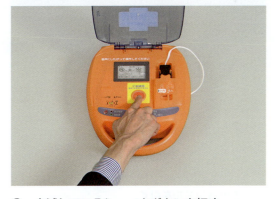

④ 点滅しているショックボタンを押す。

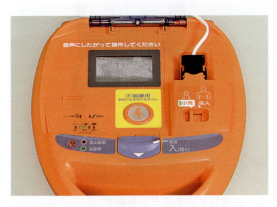

小児モードは切り替える。

ウ　ライフパック CR－T（ライフパック CR Plus の練習器）：フィジオコントロールジャパン㈱

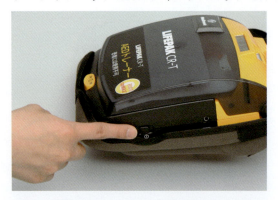

準備：練習前にトレーナー本体の電源を ON にする。

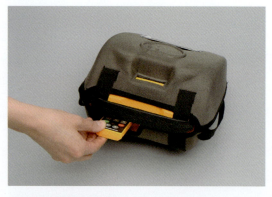

リモコンを取り出す。

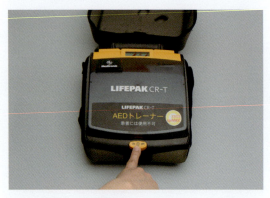

① 本体のふたを開ける。

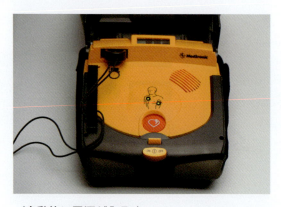

（自動的に電源が入る。）

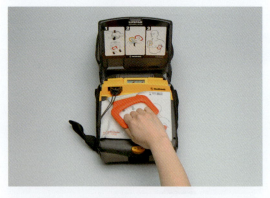

② 赤のハンドルを引く。

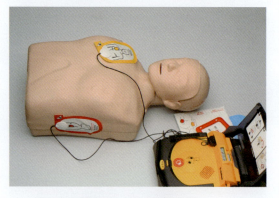

③ 傷病者に電極パッドを装着する。

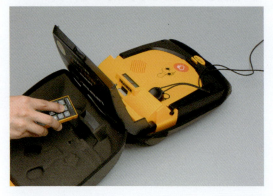

④ リモコンの「F 2」ボタンを押すと解析が始まる。

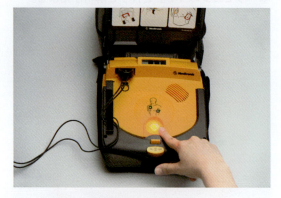

⑤ 点滅しているボタンを押す。

エ　ZOLL AED Plus トレーナー 2（ZOLL AED Plus の練習器）：旭化成ゾールメディカル㈱

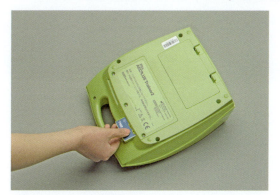

準備：リモコンを取り出す。

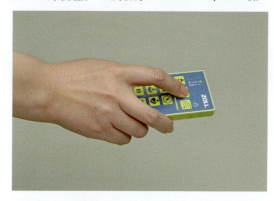

リモコンの電源を ON にする。

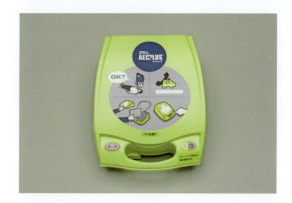

① カバーを外す。

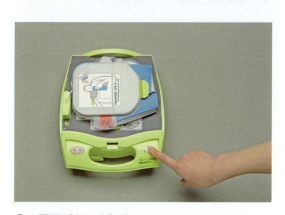

② 電源ボタンを押す。

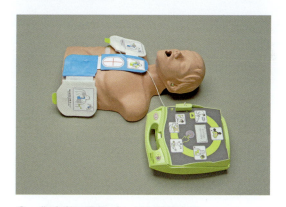

③ 傷病者に電極パッドを装着する。

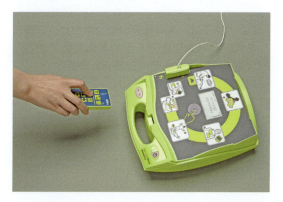

④ リモコンのパッド切り替えボタンを押すと解析が始まる。

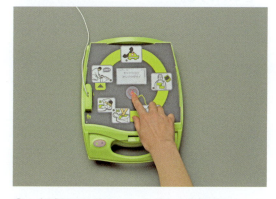

⑤ 点滅しているショックボタンを押す。

オ　CU-SPT（CU-SP1の練習器）：㈱CU（CUメディカルシステム）

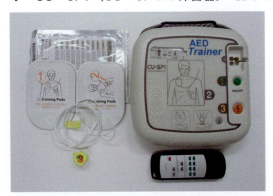
CU-SPTの構成品

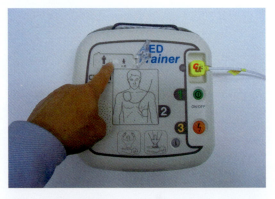
成人・小児の切替

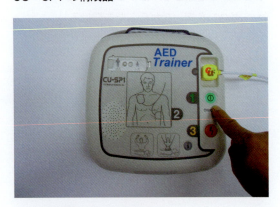
① 緑の電源ボタンを押す。

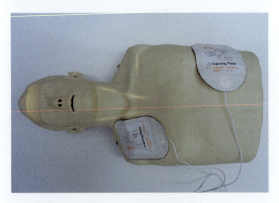
② 傷病者に電極パッドを装着する。

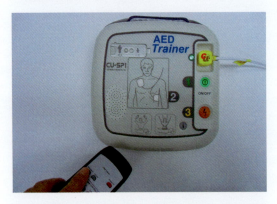
③ リモコンで「PADS：ON・OFF」スイッチをONにする。

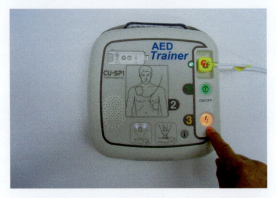
④ 点滅するオレンジ色のショックボタンを押す。

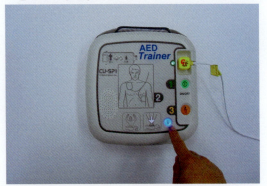
⑤ CPRガイダンス（心肺蘇生）を聞く場合は「i」ボタンを押す。

CU-SP1は、胸骨圧迫のテンポのビープ音を100回～120回まで5回刻みに変更できる（『JRC蘇生ガイドライン2015』準拠）。初期設定の回数は100回

カ　パワーハート HDF－TR－3100（パワーハート G3　HDF－3000の練習器）：オムロンヘルスケア㈱

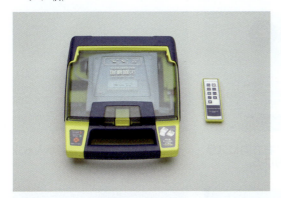

準備：リモコンを準備する。

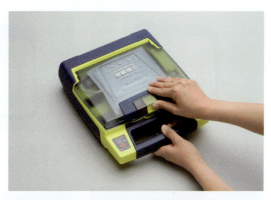

① ボタンを押しながらふたを開ける。

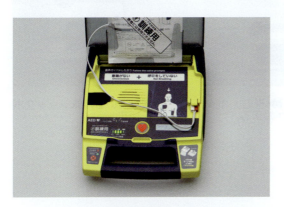

（ふたを開けると同時に電源が入る。）

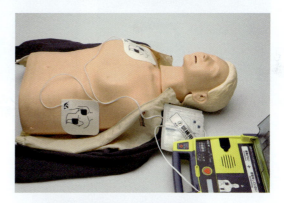

② 傷病者に電極パッドを装着する。

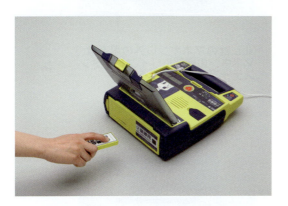

③ リモコンの「2」を押すと解析が始まる。

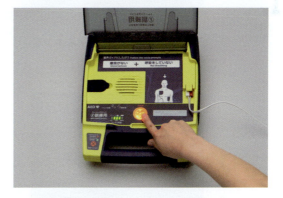

④ 点滅しているショックボタンを押す。

キ　カーディアックレスキューRQ－5000トレーナー（カーディアックレスキューRQ－5000の練習器）：日本ライフライン㈱

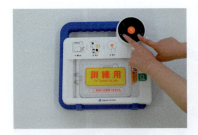
成人・小児ボタンを同時に長押しし、主電源を入れる。

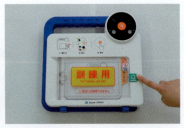
①　電源スイッチを右方向にスライドし、ふたを開ける。

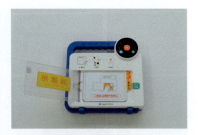
（ふたが開くと同時に電源が入る。）

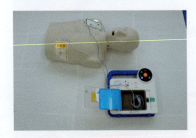
②　電極パッドを装着する。

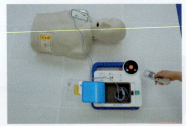
③　リモコンの「▶▶進む」ボタンを押すと解析が始まる。

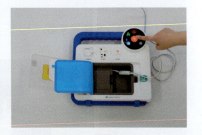
④　点滅している電気ショックボタンを押す。

準備

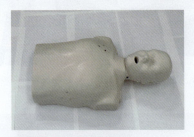
日本ライフライン社のマネキンを準備する。

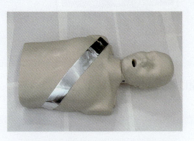
JLL社のマネキン以外の場合は、マネキンの胸部に「インピーダンステープ」を装着する。

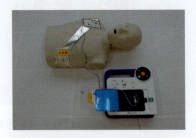
JLL社のマネキンとJLL社のマネキン以外で、「インピーダンステープ」を装着する場合、電極パッドを貼ると自動的に解析が始まる。

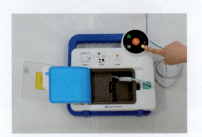
小児モードボタンを長押しすると小児用モードで使用することができる。

ク　コーケン AED トレーナー（ユニバーサルデザインのトレーナー）：㈱高研

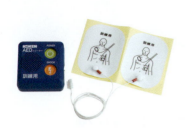

- ユニバーサルデザインを採用しており、AED の基本操作である 3 ステップを分かりやすく学べる。
- 四つのシナリオを選択でき、それぞれの音声ガイダンスに沿ってシミュレーション訓練ができる。
- 胸骨圧迫をガイドするリズム音機能を搭載している。
- 軽量、コンパクトで持ち運びが楽であり、収納場所も取らない。

(5) AED 実機を用いたトレーニング

ア　ハートスタート FR 3 トレーニングパック：レールダル メディカル ジャパン㈱

- トレーニングバッテリーとトレーニングパッドを使用して、実機とマネキンで AED トレーニングを行うことができる。
- 三つのシナリオを搭載している。
- トレーニングバッテリーは専用の充電器にて繰り返し充電し使用できる。
- トレーニングパッドは接続ケーブルと別売りなので、低価格にてトレーニングができる。

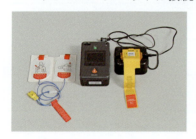 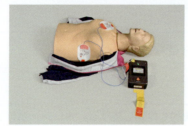 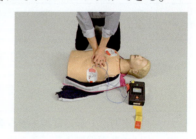

イ　ZOLL AED Plus トレーニングキット：旭化成ゾールメディカル㈱

- デモ用成人パッドとシミュレーターを併用することにより、実機を用いてのトレーニングができる。
- 臨床使用時と同様の胸骨圧迫ヘルプ機能が使用できる。
- 胸骨圧迫ヘルプ機能：
  ① 深さが 5 cm に満たない場合「もっと強く押してください」、5 cm 以上の場合「胸骨圧迫は有効です」とディスプレイと音声でフィードバックを行う。
  ② メトロノーム音により 1 分間に100回の圧迫へ誘導する（圧迫スピードに合わせて徐々に速度を上げて誘導する。）。

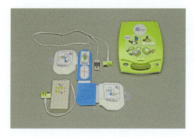 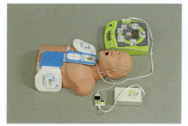 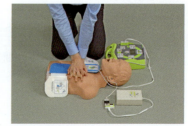

(6) 各社のAEDトレーナーのシナリオ変更方法とシナリオ内容

記号	説　明
⚡	電気ショックが必要
🚫⚡	電気ショックが不要

ア　AEDトレーナー3（ハートスタートFR3の練習器）：レールダル メディカル ジャパン㈱

1	⚡ → 🚫⚡
2	⚡ → ⚡ → ⚡
3	※ → ⚡ → 🚫⚡　※パッド接触不良
4	⚡ → ⚡ → ⚡ → 🚫⚡
5	🚫⚡
6	⚡ → ⚡ → 🚫⚡
7	※ → ⚡ → 🚫⚡　※CPR優先
8	⚡

シナリオ変更方法：緑の電源ボタンを約6秒押し続ける。オレンジのショックボタンを押し続けるとスクロールでシナリオを選択できる。その後、電源を切る。

イ　トレーニングユニットTRN－2150（AED－2150の練習器）：日本光電工業㈱

1	🚫⚡ → ⚡
2	🚫⚡ → ⚡ → ⚡
3	⚡ → ⚡ → ⚡
4	⚡ → ⚡
5	⚡
6	⚡ → 🚫⚡　デモモード（繰り返し）

シナリオ変更方法：音声ガイドが聞こえてきたら、ふたを開けてS＋シナリオ（数字）を押す。

ウ ライフパック CR−T（ライフパック CR Plus の練習器）：フィジオコントロールジャパン㈱

1	⚡ → 🚫⚡ → 🚫⚡ → 🚫⚡
2	⚡ → ⚡ → 🚫⚡ → 🚫⚡
3	⚡ → ⚡ → ⚡ → 🚫⚡
4	⚡ → ⚡ → ⚡ → ⚡

※この他にインストラクターにより 9 回までの各回について電気ショックの有無が設定可能
シナリオ変更方法：トレーナー本体の主電源を ON にすると、リモコンでシナリオを選択できる。

エ ZOLL AED Plus トレーナー 2（ZOLL AED Plus の練習器）：旭化成ゾールメディカル㈱

1	手動モード（※）
2	⚡ → ⚡
3	⚡ → 🚫⚡
4	⚡
5	⚡ → 🚫⚡

※手動にて、シナリオ途中でもトレーニングコントロールボタンよりショックあり、なしの選択が可能
シナリオ変更方法：本体とリモコンの電源が入っている状態で、リモコンの「シナリオ選択ボタン」でシナリオを選択できる。本体の「電源 ON/OFF 確認ランプ」に向けてリモコンの確定ボタンを押すと、シナリオを確定できる。

オ CU−SPT（CU−SP1 の練習器）：㈱CU（CUメディカルシステム）

1	⚡ → ⚡
2	⚡ → ⚡ → ⚡
3	⚡ → ⚡ → 🚫⚡
4	⚡
5	⚡ → ⚡ → ⚡ → 🚫⚡
6	⚡ ショック必要が継続
7	⚡ → ⚡ → 🚫⚡ → 🚫⚡ → ⚡
8	⚡ → ⚡ → ⚡ → 🚫⚡ → 🚫⚡

シナリオ変更方法：デフォルトは「6」。電源が入った状態でリモコンのS1〜S8ボタンでシナリオを選択できる。

カ　パワーハート HDF－TR－3100（パワーハート G3 HDF－3000の練習器）：オムロンヘルスケア㈱

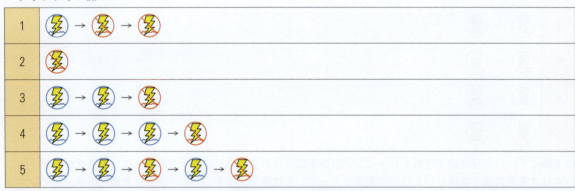

シナリオ変更方法：電源が入った状態でリモコンの「♯」を押し番号を押すと、シナリオを選択できる。

キ　カーディアックレスキュー RQ－5000 トレーナー（カーディアックレスキュー RQ－5000の練習器）：日本ライフライン㈱

1	
2	
3	
4	
5	

シナリオ変更方法：メイン電源を ON にして待機モードの状態から、リモコンの「シナリオ」又は「マニュアル」ボタンを押し番号を押すとシナリオを選択できる。

ク　コーケン AED トレーナー：㈱高研

0	
1	
2	
3	
4	シナリオNo.0のリズム音なし
5	シナリオNo.1のリズム音なし
6	シナリオNo.2のリズム音なし
7	シナリオNo.3のリズム音なし

シナリオ変更方法：電源を入れる前に、シナリオ切替ロータリースイッチを切り替えることでシナリオを選択できる。

4 消毒用薬品

応急手当普及講習で使用する消毒用薬品は、下記のとおりである。

(1) 消毒用エタノール（消毒用アルコール）

組　　成	エタノール76.9～81.4％含有
効能効果	手指・皮膚の消毒、医療器具の消毒
薬　　効	栄養型細菌（グラム陽性菌・グラム陰性菌）・酵母菌・結核菌・HIV等ウイルスに有効であるが、芽胞を形成する細菌に対しては、効果を期待できない。
消毒要領	(1)　手指・皮膚及び救急資器材は、消毒液を希釈しないで滅菌ガーゼ等で清拭する。 (2)　器具類は、消毒液の中に10～30分浸す。
留意事項	(1)　希釈しないで使用すること。 (2)　手指・皮膚の同一部位に反復使用した場合には、脱脂等による皮膚荒れを起こすことがあるので注意すること。 (3)　合成ゴム製品・合成樹脂製品・光学器具等は変質するものがあるので、長時間浸さないこと。
保守管理	遮光した気密容器に入れ、火気を避けて保存

(2) 次亜塩素酸ナトリウム

組　　成	次亜塩素酸ナトリウム５～６％含有
効能効果	医療器具の消毒
薬　　効	栄養型細菌・細菌芽胞・HBウイルス・HIVウイルスに効果はあるが、結核菌には効果がない。
消毒要領	救急資器材————0.02～0.05％ HBウイルス————１％ HIVウイルス————0.1～0.2％
留意事項	(1)　器具等は、消毒液を浸した布片で清拭する。 (2)　金属を腐食させるので、器具等に使用する場合には注意する。
保守管理	(1)　遮光し、密栓して25℃以下で保管する。 (2)　有効期限内に使用する。

5 各社の連絡先

訓練用資器材を取り扱っている会社の連絡先は、下記のとおりである（五十音順）。

旭化成ゾールメディカル㈱	（AED）
TEL：03-6205-4544 URL：https://www.ak-zoll.com/	

アテナ工業㈱	（訓練人形）
TEL：0575-24-2424 URL：http://www.schooman119.jp/	

㈱アレクソン	（訓練人形）
TEL：06-6121-6526 URL：http://www.alexon.co.jp/	

特定非営利活動法人　大阪ライフサポート協会	（訓練人形）
TEL：06-6370-5883 URL：http://osakalifesupport.jp/	

オムロンヘルスケア㈱	（AED）
TEL：0120-401-066 URL：http://www.aed.omron.co.jp/	

キッセイコムテック㈱	（訓練人形）
TEL：0263-40-1122 URL：http://www.kicnet.co.jp/medical/biosignal/cpr/index.html	

㈱高研	（AED）
TEL：03-3816-3542 URL：http://www.kokenmpc.co.jp/	

㈱ＣＵ	（AED）
TEL：03-6205-7385 URL：http://www.japan-cu.com/	

住友理工㈱	（訓練人形）
TEL：0568-77-2975 URL：http://www.sumitomoriko.co.jp/product/health/	

日本光電工業㈱	（訓練人形／AED）
TEL：0120-701-699 URL：http://www.aed-life.com/	

日本船舶薬品㈱	（訓練人形）
TEL：045-622-1313 URL：http://e-nsy.jp/	

日本ライフライン㈱	（AED）
TEL：0120-001-332 URL：http://www.aed-rescue.com/	

フィジオコントロールジャパン㈱ (AED)	
TEL：0120-715-545 URL：http://www.physio-control.jp/	
㈱フィリップスエレクトロニクスジャパン (AED)	
TEL：0120-802-337 URL：http://www.philips.co.jp/healthcare/consumer/aed/	
フクダ電子㈱ (訓練人形／AED)	
TEL：0120-86-1817 URL：http://www.fukuda.co.jp/aed/	
フコク物産㈱ (訓練人形)	
TEL：03-3765-3228 URL：http://www.fukoku-jp.net/	
㈱ヤガミ (訓練人形／感染防護具)	
TEL：052-951-9252 URL：http://www.yagami-inc.co.jp/view/index	
レールダル メディカル ジャパン㈱ (訓練人形／感染防護具／AED)	
TEL：0120-309-060 URL：http://www.laerdal.com/jp/	
㈱ワコー商事 (訓練人形)	
TEL：0466-84-2485 URL：http://wako-shoji.com/	

第4編

効果測定と指導内容に関する質疑への対応

- 第1章　効果測定
- 第2章　指導内容に関する質疑への対応
- 第3章　ガイドライン変更のポイント
　　　　　〜主な変更点のまとめ〜

第1章
効果測定

1 胸骨圧迫の測定と指導

　胸骨圧迫訓練時には、実施されている胸骨圧迫を評価し、圧迫のテンポ、圧迫の深さ、圧迫の解除、手の位置について随時修正を加え、有効な胸骨圧迫を実施できるように指導する必要がある。そのためには客観的な指標を用いることが望ましい。以下、使用可能な機器を活用した指導について概説する。

(1) **蘇生訓練用人形に組み込まれた簡易測定機能を用いる場合**（p.152・153・157・158参照）

　従来、講習会で使用してきた蘇生訓練用人形の中に、胸骨圧迫の簡易測定機能が組み込まれたものがある。単純に目視で胸骨圧迫の深さと圧迫の解除を確認するための機能があるものから、圧迫の位置異常をランプで示すもの、圧迫のテンポをランプでガイドするものまで様々な機能がある。十分な即時フィードバック機能はないため、指導者が測定結果を随時確認し、即時にフィードバックを行いつつ訓練を進める。一部の人形では胸骨圧迫の訓練結果をレポートとして出力できるものがあるので、活用するとよい。圧迫のテンポをガイドするために音楽やメトロノームを併用すると有用である。

(2) **画面表示や音声による即時フィードバック器具を用いる場合**

　胸骨圧迫実施中に、個々の圧迫のテンポ、深さ、解除を評価し、画面表示や音声により即時にフィードバックする機能を持つ器具がある。受講者が自らフィードバックを確認しつつ訓練を進めてもよいが、胸骨圧迫実施に集中しているとフィードバックに気付かないことがあるため、必要に応じて指導者がフィードバックを追加して手技を修正する。レポート機能はないため、胸骨圧迫比率は確認することができない。

(3) **解析機能を伴った即時フィードバック器具を用いる場合**（p.154・155参照）

　胸骨圧迫実施中に、個々の圧迫のテンポ、深さ、解除を評価し、画面表示や音声により即時にフィードバックする機能については前(2)と同様であるが、測定結果を解析して点数化したり、胸骨圧迫比率を容易に計算したりすることができる。蘇生訓練用人形と電子端末がセットになり、即時に評価結果を画面に表示するものと、従来の蘇生訓練用人形に外付けで計測装置を取り付け、コンピュータで即時に評価して音声で指示するものなどがある。測定結果を解析する機能があるので、胸骨圧迫の訓練時に用いるだけでなく、シナリオ効果測定でも用いることができる。

(4) **音楽やメトロノームによるガイダンスを用いる場合**

　胸骨圧迫測定のためのいずれの器具もない場合、圧迫のテンポを示すため音楽やメトロノームを用いてガイドする。圧迫の深さ、解除については評価できないため、指導者は事前に適切な深さ、十分な圧迫の解除について目視で評価できるように訓練しておく必要がある。救急隊員や医療従事者が二次救命処置の訓練を行う際に用いる高度蘇生訓練用人形の中には、コンピュータ上に胸骨

圧迫の深さを表示する機能があるものがあり、指導者の事前訓練に活用できる。胸骨圧迫比率を確認するためには、ストップウォッチを2台用いて心肺蘇生総時間と胸骨圧迫実施時間を測定すれば、計算は可能である。

2　効果測定の要領

　講習の目標の中でも最も重要なのは、一人でも多くの救命事例を増やすために、突然の心停止に遭遇したときに、より効果的な方法でいち早く心肺蘇生を開始できるようになることである。そのため、講習の最終的な効果測定は、心肺蘇生とAED操作の実技について行う。

　効果測定は、受講者がこの目標にどれだけ到達しているかを測定するために行うものである。「合否を判定する」ために行っているものではないことに留意されたい。講習終了時だけではなく、講習の途中にも到達度を測定し、不十分な部分があれば修正して、最終的に必要な知識と技術を身に付けてもらうように心掛ける。このように講習の途中で改善を目的として行う効果測定を「形成的評価」という。

　効果測定は、単に一つひとつの手技ではなく、シナリオに対応して心肺蘇生やAEDの操作を実施できるかを確認・評価する。シナリオは受講者の背景を考慮し、より現実感があり親しみやすいものを提供するように心掛ける。受講者の到達度が高ければ、より難易度の高いシナリオを提供し、より多くの知識と技術を身に付けてもらってもよい。

　心肺蘇生とAEDの操作に関して、受講直後に身に付けることができた知識と技術も、時間が経つとともに次第に劣化していくことが知られている。受講後もできるだけ頻回に心肺蘇生とAEDの操作を思い出せるような機会を設けることが望まれる。

3　測定結果に対する評価と指導（フィードバック）の要領

　フィードバック時に、できていないことをそのまま指摘することは簡単なことである。しかし単に間違いを指摘するだけでは、ネガティブな感情を残してしまい、学習意欲をそいでしまう場合がある。具体的な例を列挙してみる。

　　×「ハイ、そのやり方じゃダメ！」
　　×「そこ、指導したとおりにできてない！」
　　×「さっき説明したのに、どうしてできないの？」

　救命講習には、様々な背景の人が受講する。既に一定の社会的経験を積んだ人が受講している場合、指導者から受講者に対する一方的な指導では効果が上がりにくい場合がある。受講者のやる気を引き出し、正しい理解を深め、より正確な手技をしてもらうためには、「成人教育」の技法を用いるとより効果的な学習が期待できる。以下に成人教育の技法を用いた、フィードバックの要領について述べる。

　フィードバックはいくつかの種類に大別できる。受講者のレベルや指導の場面に応じて複数のフィードバックを効果的に組み合わせるとよい。

⑴　否定的（ネガティブ）フィードバック

　　間違いや失敗をそのまま指摘する方法。一方向的な指導で行われがちなフィードバック。否定的な表現だけでも講習に対してネガティブな感情を残す可能性があり、そこに指導者の否定的な感情が加わると学習者の意欲をそぐ結果になる。

例：「気道確保がちゃんとできていません。」
　　「そんな胸骨圧迫じゃダメ。」

講習の目標となる項目が達成されていなければ、もちろん放置せずに指導する必要があるが、単に指摘するだけではなく、後に述べる建設的に目標を示す建設的（コンストラクティブ）フィードバックの方が、学習効果が得られやすい。

(2) 肯定的（ポジティブ）フィードバック

正しくできているところ、良いところをそのままほめる方法。学習者にとっては、自分が今行っていることが正しいと認識することができ、自信に裏打ちされて知識が定着しやすい。そのためには具体的な項目をタイミング良くほめることが肝要である。

例：「呼吸確認の姿勢がいいですね。」
　　「胸骨圧迫のテンポ、ちょうどいい速さです。」

(3) 建設的（コンストラクティブ）フィードバック

間違いや失敗があった場合に、そのまま指摘するだけではなく、その理由とともに改善点を建設的に伝える方法。具体的な改善点が明示されるため、学習者は具体的目標をもってトレーニングを続けることができる。

例：「もっと早く人を呼べれば、より早くAEDが届きましたね。」
　　「胸骨圧迫は、今の倍くらい深く押した方が、より効果的です。」

(4) 受容的（レセプティブ）フィードバック

学習者の背景、学習者の経験、学習者の個別の事情などを考慮に入れてフィードバックする方法。学習内容についての間違いや失敗などについて、個別の能力や体調などにも留意してフィードバックする。

例：「今回初めての受講で、緊張されましたね。深呼吸しましょう。」
　　「以前の講習ではそのように指導を受けられたのですね。」
　　「腰が痛いようでしたら無理をせず、胸骨圧迫は代わってもらいましょうか。」

(5) 「気付き」を促すフィードバック

学習には、知っていること、その知識を実行しようとする気持ち、実際に行動できること、という3段階がある。行動できていなくても、知識としては理解している場合もあれば、知識自体がまだ定着していない場合もある。

行動ができていなかったり間違っていたりしたときに、すぐにその事実を指摘する方法以外に、指導者から「気付き」を促す方法がある。指導者からの質問に対して学習者が答えることができれば（学習者自らの気付き）、知識の定着はより強固なものになる。答えられなければ、もう一度知識や技術を伝える必要がある。

例：「反応がないときの行動に、もう一つ大事なことがあります。それは？」
　　「シナリオが終わりました。何か忘れていることはなかったですか？」

(6) フィードバックの組み合わせ

講習の途中で形成的評価としてフィードバックを行うときは、
　　肯定的フィードバック1→建設的フィードバック1
の組み合わせで行うとよい。ほめられることで気持ちに余裕ができ、改善点の指導も受け入れやすくなる。適宜、受容的フィードバックも取り入れる。改善点を数多く並べても学習効果が薄れるの

で、建設的フィードバックで指導する内容は、重要な項目から1～2項目だけにとどめた方がよい。

例：○「声が良く出ていて、AEDの安全確認も良くできていました。電気ショック後にすぐに胸骨圧迫を再開できれば、なお良かったですね。」

×「電気ショック後にはすぐに胸骨圧迫を再開しないとダメです。電気ショック前の安全確認は良かったですけど。」

×「声はもうちょっと大きい方が良かったですね。あと、人工呼吸をするときには鼻をつまみながらですね。あと、電気ショック後にはすぐに胸骨圧迫を再開しましょう。あと、……」

講習の終盤に全体の効果測定をしたあとにフィードバックを行うときは、

「気付き」を促すフィードバック→建設的（若しくは否定的）フィードバック

の組み合わせで行うとよい。効果測定の実技で講習の目標が達成できていないときには、再学習すべき項目を確認する必要がある。学習者自らの気付きがあれば、知識があるということは確認できるため、その点について指導者が重ねて指摘する必要はない。重要項目について学習者自らの気付きがなければ、指導者側から指摘することにより再度の学習を促さなければならない。十分に再学習した後には、再度効果を測定する。

例：「シナリオが終わって、どうですか？　自分で気になる点はありますか？」「そうですね。自分で気付かれた点に加えて、胸骨圧迫が今の倍くらい深くできれば良かったですね。」

4　効果確認表とシナリオ

(1) 効果確認

効果確認のための「効果確認表」（表5-1・表5-2）を別掲するが、講習種別・講習内容・受講者の背景に応じて、確認内容を適宜変更して用いてよい。

効果測定を行うときには現実感のある状況設定をすると効果的に学習できる。講習前に、講習会場付近のAED設置場所についての情報があれば、その場所を設定する場面に組み込むことにより、現実的な指導ができる。状況設定の例をいくつか挙げておく。

> 状況設定1：あなたはデパートに行くために○○駅にやってきました。すると突然ホームで50歳くらいの男性が胸を押さえて苦しがり、倒れてしまいました。近くにはあなたしかいません。どうしますか？
>
> 状況設定2：あなたはこの町にある○○スポーツクラブに来ました。ロッカールームで着替えていると、ジムの方から40歳くらいの人がフラフラとやってきて、目の前で倒れました。ロッカールームにはあなたしかいません。どうしますか？
>
> 状況設定3：あなたは休暇を取り、ハワイに行くために○○空港にやってきました。楽しみですね。搭乗まで時間があるので空港内を散歩していました。するとスーツケースを押していた70歳くらいの女性が突然倒れました。近くにはあなたしかいないようです。さあどうしますか？
>
> 状況設定4：あなたは地域の草野球大会に出場しています。会場は○○中学校のグラウンドです。ホームランを打ってベースを回っていた相手の打者が、突然倒れて動かなくなりました。みんなぼう然と見守っています。この講習を受けたあなたはどうしますか？

> 状況設定5：あなたが勤務している施設には、AEDが設置されているのですね？　それでは、あなたが通所者をトイレに誘導しているときに、その人がうめき声をあげて倒れてしまいました。近くには他に誰もいません。さあ、あなたはどうしますか？
>
> 状況設定6：あなたが勤務している保育園には、AEDが設置されていることにしましょう。あなたの目の前で突然園児が倒れました。顔色が真っ青です。さあ、どうしますか？

　以上の状況設定は、受講者が目撃者となった突然の心停止を想定している。受講者の到達度に応じて難度を上げてもよい。

(2) 効果測定とシナリオ

　普通救命講習Ⅰ・Ⅱ・救命入門コース・上級救命講習では、効果測定をするシナリオは成人に対する心肺蘇生とAEDの実技を基本とする。普通救命講習Ⅲでは、効果測定をするシナリオは受講者の背景に応じて小児・乳児・新生児のいずれかに対する心肺蘇生とAEDの実技を基本とする。受講者の到達度に応じて他の要素を加味したシナリオを事前に複数準備しておくとよい。代表的な要素と指導ポイントを掲載するが、掲載されているものにとどまらず、各自で準備されたい。

(3) 成人・小児の心肺蘇生とAEDの基本シナリオ例

　状況：一人法で心肺蘇生を開始、AEDを使用し、1回の電気ショックで呼吸再開（表5-3）

　ア　状況についての追加要素と指導ポイント
- 現場が不安定若しくは危険な状況（例えば階段の途中、公園の遊具の中など）
    - →安全に確実な心肺蘇生が実施できる場所に移動
- 雨天の屋外であるという状況
    - →AEDを使用する前に、屋根の下に移動して水分を拭く
- 倒れたのが小学2年生
    - →AED使用に関して小学生以上は成人として扱う

　イ　心肺蘇生の手順についての追加要素と指導ポイント
- 呼んでも人が来ない
    - →自分で119番に通報して救急車を呼び、心肺蘇生を続ける
- AEDがすぐ近くには設置されていない状況
    - →AED若しくは救急車の到着まで心肺蘇生を継続。1～2分を目安に胸骨圧迫を交代
- 死戦期呼吸（途切れ途切れの不規則な呼吸）が1分間に6回くらいある
    - →普段どおりの呼吸がなければ、心停止と判断する
- 吐物や血液で口の周りが汚れている
    - →人工呼吸がためらわれるならば、胸骨圧迫のみを続ける
- すぐに服を脱がせられない
    - →胸骨圧迫は服の上からでもよい。AEDの電極パッドは皮膚に直接貼る

　ウ　AED使用についての追加要素と指導ポイント
- 全身発汗が著明
    - →前胸部の水分をよく拭いてからAEDを使用する

・AED使用後、呼吸が戻ったあとに、施設管理者がAEDを返してほしいという
　　→AEDは救急隊に引き継ぐまで電源を入れたままで装着しておく

⑷　乳児の心肺蘇生とAEDの基本シナリオ例
　状況：二人法で心肺蘇生を開始、AEDを使用し、1回の電気ショックで呼吸再開（表5-4）
　　ア　状況についての追加要素と指導ポイント
　　・現場が不安定若しくは危険な状況（例えば、ベビーカーの中や夏の車中）
　　　　→安全に確実な心肺蘇生が実施できる場所に移動
　　・水で濡れているという状況（例えば、浴室やプールなど）
　　　　→AEDを使用する前に、体を拭く
　　イ　心肺蘇生の手順についての追加要素と指導ポイント
　　・一人で発見し、呼んでも人が来ない
　　　　→自分で119番に通報し救急車を呼び、心肺蘇生を続ける
　　・AEDがすぐ近くには設置されていない状況
　　　　→AED若しくは救急車の到着まで心肺蘇生を継続、1～2分を目安に胸骨圧迫を交代
　　・死戦期呼吸（途切れ途切れの不規則な呼吸）が1分間に6回くらいある
　　　　→普段どおりの呼吸がなければ、心停止と判断する
　　ウ　AED使用についての追加要素と指導ポイント
　　・小児用電極パッドが準備されていない
　　　　→成人用電極パッドを使用する。このとき電極パッド同士が触れないように留意する
　　・AED使用後、呼吸が戻ったあとに、施設管理者がAEDを返してほしいという
　　　　→AEDは救急隊に引き継ぐまで電源を入れたままで装着しておく

表 5-1　効果確認表の例 1：成人・小児の心肺蘇生と AED 操作

区分	項目（☆印は特に重要）	優	可	要指導
心肺蘇生	安全の確認を行ったか			
	傷病者の反応を確認したか			
	周りの人に助けを求めたか「誰か来てください」			
	☆119番通報と AED を依頼したか（又は誰もいない場合、自分で119番通報したか）			
	呼吸を見る／胸や腹部を見て、普段どおりの呼吸かどうかの判断をしたか			
	呼吸を見る／判断を10秒以内で行ったか			
	胸骨圧迫／☆胸骨の下半分（胸の真ん中）を圧迫したか			
	胸骨圧迫／☆毎分100～120回のテンポで圧迫したか（30回を15～18秒の間で）			
	胸骨圧迫／☆約 5 cm（小児の場合は胸の厚さの約 3 分の 1 ）沈み込むように深く圧迫したか			
	胸骨圧迫／☆圧迫と圧迫の間は胸が元の高さに戻るまで解除したか			
	人工呼吸／気道を確保したか（頭部後屈顎先挙上法）			
	人工呼吸／1 回に約 1 秒かけて、 2 回行ったか			
	心肺蘇生を30：2 のサイクルで行ったか			
AED 到着から解析まで	☆AED 到着後、傷病者の近くに置き、電源を入れたか			
	小学生以上には成人用の電極パッド（成人用モード）を、未就学児には小児用の電極パッド（小児用モード）を選択したか			
	電極パッドを貼る前に胸部を確認したか（胸部の濡れ、貼付薬剤、ペースメーカー）			
	☆電極パッドを適切な位置に貼ったか			
	解析時は、誰も傷病者に触れないよう「みなさん、離れて！」と声を出して確認したか			
「ショックが必要です」のメッセージ	☆「ショックを行います。みなさん、離れて！」と声を掛け、誰も傷病者に触れていないことを確認してショックボタンを押したか			
	☆電気ショックが終わったら、すぐに胸骨圧迫を再開したか			
「ショックは不要です」のメッセージ	☆すぐに胸骨圧迫を再開したか			
胸骨圧迫の交代	救急隊が到着するまで、心肺蘇生を続けたか			
	二人以上いる場合、 1 ～ 2 分を目安に胸骨圧迫の役割を交代したか			
胸骨圧迫比率	胸骨圧迫比率が60％以上になるように心肺蘇生を行ったか			

特に重要な行動として、☆印の項目を実施できるように指導する。

表5-2 効果確認表の例2：乳児の心肺蘇生とAED操作（普通救命講習Ⅲ）

区分	項目（☆印は特に重要）	優	可	要指導
心肺蘇生	安全の確認を行ったか			
	傷病者の反応を確認したか			
	周りの人に助けを求めたか「誰か来てください」			
	☆119番通報とAEDを依頼したか（又は誰もいない場合、自分で119番通報したか）			
	呼吸を見る：胸や腹部を見て、普段どおりの呼吸かどうかの判断をしたか			
	呼吸を見る：判断を10秒以内で行ったか			
	胸骨圧迫：☆胸骨の下半分（両乳頭を結ぶ線の少し足側）を2本指で圧迫したか			
	胸骨圧迫：☆毎分100～120回のテンポで圧迫したか（30回を15～18秒の間で）			
	胸骨圧迫：☆胸の厚さの約3分の1まで深く圧迫したか			
	胸骨圧迫：☆圧迫と圧迫の間は胸が元の高さに戻るまで解除したか			
	人工呼吸：気道を確保したか（頭部後屈顎先挙上法）			
	人工呼吸：1回に約1秒かけて、2回行ったか			
	心肺蘇生を30：2のサイクルで行ったか			
AED到着から解析まで	☆AED到着後、傷病者の近くに置き、電源を入れたか			
	小児用の電極パッド（小児用モード）を選択したか			
	電極パッドを貼る前に胸部を確認したか（胸部の濡れ、貼付薬剤、ペースメーカー）			
	☆電極パッドを適切な位置に貼ったか			
	解析時は、誰も傷病者に触れないよう「みなさん、離れて！」と声を出して確認したか			
「ショックが必要です」のメッセージ	☆「ショックを行います。みなさん、離れて！」と声を掛け、誰も傷病者に触れていないことを確認してショックボタンを押したか			
	☆電気ショックが終わったら、すぐに胸骨圧迫を再開したか			
「ショックは不要です」のメッセージ	☆すぐに胸骨圧迫を再開したか			
胸骨圧迫の交代	救急隊が到着するまで、心肺蘇生を続けたか			
	二人以上いる場合、1～2分を目安に胸骨圧迫の役割を交代したか			
胸骨圧迫比率	胸骨圧迫比率が60％以上になるように心肺蘇生を行ったか			

特に重要な行動として、☆印の項目を実施できるように指導する。

表5-3　成人・小児の心肺蘇生及びAEDの基本シナリオと追加要素の例

指　導　者	受　講　者	補助（他の受講者）
状況設定付与 さあ、あなたはどうしますか？		
	周囲の安全を確認します。	
安全は確保されています。		
	大丈夫ですか？分かりますか？	
反応がありません。		
	誰か来てください！	
通行人が一人来ました。 ＜1：誰も気付いてくれません。＞		
	＜1：自分で119番通報をします。＞	どうしました？
	呼び掛けに反応がないので、 119番で救急車を呼んでください。 AEDを持って戻ってきてください。	
		はい、分かりました。
	呼吸を見ます。 （普段どおりの呼吸があるかどうかを見て観察）	
普段どおりの呼吸はないようです。 ＜2：あえぐような呼吸あり＞		
	胸骨の下半分を圧迫します。 （1分間に100～120回の速さで、約5cmの深さで。圧迫と圧迫の間は胸を元の高さに戻す。）	
あなたは感染防護具を携帯しています。 ＜3：口の周りに血液が大量に付着しています＞		
	人工呼吸をします（圧迫30回実施後に）。 （頭部後屈顎先挙上） （約1秒かけて2回吹き込む。） （圧迫30回、人工呼吸2回の割合で） ＜3：人工呼吸を省略して胸骨圧迫を続けます。＞	
そこへAEDが到着しました。		
		AEDを持って来ました。
	AEDの操作法を知っていますか？	
		いいえ、知りません。
	心肺蘇生法は知っていますか？	
		はい、知っています。
	では心肺蘇生を交代してください。 （交代時の圧迫時間はできるだけ短く）	
	AEDの電源を入れます。	
≪AEDの音声≫		
	電極パッドを装着します。	
＜4：汗で濡れています。＞ ＜5：薬が胸に貼ってあります。＞ ≪解析開始≫	＜4：乾いたタオルで拭く。＞ ＜5：薬をはがす。＞	
	解析します。みなさん、離れて！	
≪ショックが必要です。≫		
	ショックを行います。みなさん、離れて！	
＜6：家族役となり、すがりつく。＞	＜6：離れてください。＞	＜6：家族を離す。＞
	（ショックボタンを押す。） すぐに胸骨圧迫を再開してください。	
		（胸骨圧迫を再開）
足が動いているようです。		
	胸骨圧迫を中断してください。	
うなり声をあげる。		
	気道確保を続けて、呼吸を確認します。	
救急隊がやって来ました。		
	（状況と処置を救急隊に引き継ぐ。）	

追加要素と対応した行動は＜　＞内に番号を付して示す。

表5-4　乳児の心肺蘇生及びAEDの基本シナリオと追加要素の例

指　導　者	受　講　者	補助（他の受講者）
状況設定付与 さあ、あなたはどうしますか？		
	周囲の安全を確認します。	
安全は確保されています。		
	大丈夫？分かる？	
反応がありません。		
	誰か来てください！	
すぐに人が集まって来ました。 ＜1：誰も気付いてくれません。＞		
	＜1：自分で119番通報をします。＞	どうしたの？
	○○ちゃんの反応がないので、 119番で救急車を呼んでください。 AEDを持って戻ってきてください。	
		はい、分かりました。
	呼吸を見ます。 （普段どおりの呼吸があるかどうかを見て観察）	
普段どおりの呼吸はないようです。 ＜2：あえぐような呼吸あり＞		
	胸骨の下半分を圧迫します。 （1分間に100～120回の速さで、胸の厚さの約3分の1で。圧迫と圧迫の間は胸を元の高さに戻す。）	
あなたは感染防護具を携帯しています。 ＜3：口の周りに吐物が大量に付着しています。＞		
	人工呼吸をします。（圧迫30回実施後に） （頭部後屈顎先挙上） （約1秒かけて2回吹き込む。） （圧迫30回、人工呼吸2回の割合で） ＜3：人工呼吸がためらわれる場合は、胸骨圧迫のみを続けます。＞	
そこへAEDが到着しました。		
		AEDを持って来ました。
	AEDの操作法を知っていますか？	
		いいえ、知りません。
	心肺蘇生法は知っていますか？	
		はい、知っています。
	では心肺蘇生を交代してください。 （交代時の圧迫時間はできるだけ短く）	
	AEDの電源を入れます。	
≪AEDの音声≫		
	電極パッドを装着します。	
＜4：汗で濡れています。＞ ＜5：成人用電極パッドしかありません。＞ ≪解析開始≫	＜4：乾いたタオルで拭く。＞ ＜5：成人用電極パッドを使う。＞	
	解析します。みなさん、離れて！	
≪ショックが必要です。≫		
	ショックを行います。みなさん、離れて！	
＜6：家族役となり、すがりつく。＞	＜6：離れてください。＞	＜6：家族を離す。＞
	（ショックボタンを押す。） すぐに胸骨圧迫を再開してください。	
		（胸骨圧迫を再開）
足が動いているようです。		
	胸骨圧迫を中断してください。	
うなり声をあげる。		
	気道確保を続けて、呼吸を確認します。	
救急隊がやって来ました。		
	（状況と処置を救急隊に引き継ぐ。）	

追加要素と対応した行動は＜　＞内に番号を付して示す。

第2章
指導内容に関する質疑への対応

1 質疑への対応の要領

　指導内容が受講者に正しく伝わっているか、疑問点を残していないかを確認するために、講習会の要所要所や終了時に質問を受け付けることが必要である。質問に対しては、本テキストや『JRC蘇生ガイドライン2015』、『改訂5版　救急蘇生法の指針2015（市民用・解説編）』に基づき、統一した内容で回答する。個人的見解や独断的な対応をすると、受講者に混乱が生じるので厳に慎む。

　すぐに回答をすることが難しい質問をされたり、回答するには自分の知識に自信がなかったりした場合には、その場であやふやな回答をするべきではない。いったん回答を保留してもよいので正しい知識を確認する旨を明言し、テキストや他の指導者から情報を得た後、受講者全員の前で回答するように心掛ける。

　講習会の指導範囲を超える内容の質問や、講習会と関係の薄い内容の質問に関しては、その場で講習会の時間を使って回答するのではなく、休憩時間や講習後に個人的に回答すればよい。

　以下に、よくある質問と、質問への対応例を掲載する。

2 新しい救急蘇生に関するガイドラインの変更点に関するもの

　以前教えてもらった救急蘇生法は間違いだったのですか？

　　救急蘇生法に関する研究は世界中で続けられていて、常に進歩しています。新しい研究成果をもとに、「より有効」と考えられる蘇生手順をまとめたものがガイドラインです。ガイドラインは定期的に新しく改訂されます。以前の方法が間違っていたのではなく、その時点で最も有効と考えられる方法を教えていたのです。以前の救急蘇生法でも一定の効果はありますが、今回受講されているみなさんは、最新の研究成果に基づいた、より有効な方法を身に付けてください。

　以前の救急蘇生法と混同して、いざというときにどうすればいいか迷いそうです。

　　ガイドラインが新しくなっても、救急蘇生法の鍵となる概念は変わっていません。重要なのは、胸骨圧迫をいち早く開始して強く、速く、絶え間なく続けることと、電気ショックをできるだけ早く行うことです。いざというときには細かい点を気にするよりも、どの方法でもよいので心肺蘇生を開始することが重要です。迷って何もしない時間が過ぎていくと救命のチャンスはどんどん減っていきます。普段どおりの呼吸がない場合やその判断に自信が持てない場合は心停止とみなし、危害を恐れることなく直ちに胸骨圧迫を開始し、AEDを準

備してください。

Q3 普段どおりの呼吸かそうでないか、判断するポイントはありますか？

しゃくりあげるような途切れ途切れの呼吸や、呼吸に伴う胸や腹部の動きが普段どおりでない場合は死戦期呼吸と呼ばれ、呼吸のように見えても実際には空気がほとんど出入りしていない状態です。判断に自信が持てない場合は心停止とみなし、危害を恐れることなく直ちに胸骨圧迫を開始してください（指導者が死戦期呼吸の演技をするかビデオ教材を提示すると、なお効果的に伝わります。）。

Q4
- 本当に心肺蘇生を始めてよいかどうか自信がなく、不安です。
- 心停止ではない人に胸骨圧迫をしても大丈夫か、不安です。

胸骨圧迫の必要があるのにためらって圧迫を開始しないでいると、心停止時間が長くなって救命のチャンスがなくなっていきます。判断に自信が持てない場合は心停止とみなし、まず胸骨圧迫を開始し、普段どおりの呼吸や目的のあるしぐさが出現すれば、圧迫を中止して呼吸を再確認するようにしてください。その間の数回の胸骨圧迫で臨床的に問題となるような内臓損傷はなかったことが報告されていますので、危害を恐れることなく胸骨圧迫を開始してください。

Q5 人工呼吸は行わなくてもよくなったのですか？

心停止と判断したら、まず胸骨圧迫から心肺蘇生を開始してください。人工呼吸の訓練を受けており、行う意思がある場合は、30回の胸骨圧迫の後に人工呼吸を2回行いますが、人工呼吸に自信がないとき、口対口人工呼吸をためらうような状況のときなどは人工呼吸を省略して胸骨圧迫だけを続けてください。
（普通救命講習Ⅲの受講者に：乳児は呼吸が原因で心停止になることが多いので、可能な限り人工呼吸を組み合わせることが望ましいです。）

Q6 胸骨圧迫をするときは、服を脱がせて直接胸を押した方がいいのですか？

胸骨圧迫の位置は「胸骨の下半分」で以前と変わっていません。手を置くときには胸の真ん中を目安とします。必ずしも衣服を脱がせる必要はありません。服の上からでも、「胸の真ん中」を圧迫してください（ただし、AEDを使用するときは服を脱がせて電極パッドを直接胸に貼ります。）。

Q7　人工呼吸を試みてもうまくできない場合、うまく吹き込むことができるまで試みるべきですか？

　1回目の人工呼吸がうまくいかなかった場合、気道確保をよりしっかりとして2回目を吹き込みます。2回目がうまくいかなかった場合でも吹き込みは2回までとし、胸骨圧迫を継続します。

Q8
- 胸骨圧迫と人工呼吸をするとき、正確に30回数える必要がありますか？
- 胸骨圧迫の回数が30回より少なかったり多かったりするとダメですか？

　胸骨圧迫の連続回数は30回を目標にしますが、あくまで目安であり正確に30回であることにこだわる必要はありません。回数よりも「強く、速く、絶え間なく」を意識しましょう。

Q9　胸骨圧迫と人工呼吸の回数の組み合わせは、年齢によって変える必要はあるのですか？

　原則、年齢による違いはありません。

Q10　胸骨圧迫の方法は年齢によって違うのですか？

　圧迫をする位置は「胸骨の下半分」で年齢による違いはなく、圧迫の速さも「1分間に100～120回のテンポ」で年齢による違いはありません。成人では胸の真ん中に両手を重ねて置いて約5cmの深さで圧迫します。小児では体格に応じて両手若しくは片手を置いて胸の厚みの約3分の1の深さまで圧迫します。
（普通救命講習Ⅲの受講者に：乳児では両乳頭を結ぶ線の少し足側に指2本を置いて胸の厚みの約3分の1の深さまで圧迫します。指はやりやすければどの指でもかまいません。）

Q11
- 胸骨圧迫に疲れてきたらどうしたらいいでしょうか？
- 私は体力に自信があるので、胸骨圧迫を一人で続けてもいいですか？

　強く、速く、絶え間なく胸骨圧迫を続けると、蘇生に慣れた人でも疲労によって胸骨圧迫の深さが浅くなり、有効な圧迫でなくなってくることが分かっています。自分が疲れていない、と思っても、交代が可能であれば1～2分間を目安に胸骨圧迫の担当を交代した方がよいでしょう。

Q12　AEDが到着したらすぐに心肺蘇生を中断してAEDを使用すればいいですか？

　できるだけ胸骨圧迫の中断時間が短くなるように、AEDの解析が始まり「傷病者から離れる」ことを促す音声メッセージが出るまで心肺蘇生は継続してください。AEDを使用で

きる人が自分しかいなければ、心肺蘇生を交代してから AED を操作してください。

Q13　AED は年齢にかかわらず使用してもいいのですか？

　　はい、年齢にかかわらず使用することができます。AED のケースに成人用電極パッドしか入っていない場合には、年齢にかかわらず成人用電極パッドを貼付して使用してください。この際電極パッド同士が直接触れ合わないように注意します。成人用と小児用の 2 種類の電極パッドが入っている場合や成人用モードと小児用モードの切替えがある場合は、小学生以上には成人用電極パッド（成人用モード）を使用し、未就学児には小児用電極パッド（小児用モード）を使用してください。
　（備考：AED に小児用モードの機能がある機種は、成人用の電極パッドを使用した上で、小児用モードに切り替えて使用します。）

Q14　電気ショックを実行した後には、ショックの効果を確認した方がいいですか？

　電気ショック実行後にはすぐに胸骨圧迫を再開します。これは胸骨圧迫の中断時間をできるだけ短くするためです。もし目的のあるしぐさや普段どおりの呼吸が出てくれば、その時点で圧迫を中止して呼吸の確認をします。

Q15　講習会で教わった心肺蘇生の手順と AED の音声メッセージが異なる場合、どうすればいいのですか？

　最新の機種では、新しいガイドラインの手順に沿ったプログラムになっていますが、メーカーや製造年代によっては、新しいガイドラインの手順と異なる音声メッセージが流れるものがある可能性があります。その場合には、音声メッセージに従って行動してください。電気ショック後は音声メッセージを待つことなく直ちに胸骨圧迫から心肺蘇生を再開してください。

3　応急手当全般に関わる質疑

Q16　応急手当は何を目的に行うものですか？

　突然のけがや病気に対して、家庭や職場でできる手当のことを広い意味での応急手当といいます。心停止に対して必要な「救命」に加え、一般的なけがや病気に対する「悪化防止」「苦痛の軽減」が三大目的です。

Q17
- 勘違いして間違った応急手当をしたら訴えられることはありますか？
- 間違った応急手当をして訴えられるのが怖くて、実際にできないかもしれません。

　我が国では住民が善意で実施した応急手当については、民事上は緊急事務管理に、刑事上は緊急避難行為に該当し、原則として、その結果の責任を法的に問われることはないと考えられています。大切なことは、応急手当、特に心肺蘇生が必要な場面で、ためらうことなく勇気をもって手当を開始することです。

Q18　消防の行う応急手当に関する主な講習の種類を教えてください。

　主に成人に対する救命処置と止血法を習う「普通救命講習Ⅰ（3時間）」「普通救命講習Ⅱ（4時間）」、主に小児・乳児・新生児に対する救命処置と止血法を習う「普通救命講習Ⅲ（3時間）」、普通救命講習の内容に加えてその他の応急手当を習う「上級救命講習（8時間）」、成人に対する胸骨圧迫とAED操作を中心とした「救命入門コース（90分コース／45分コース）」、普通救命講習の指導員を養成する「応急手当普及員講習」（24時間）などがあります。

Q19　ファーストエイドとは何ですか？

　ファーストエイドの目的は、人の命を守り、苦痛を和らげ、それ以上の病気やけがの悪化を防ぎ、回復を促すことであり、応急手当の三大目的に合致しています。本テキストでは『JRC蘇生ガイドライン2015』と『改訂5版　救急蘇生法の指針2015（市民用・解説編）』、消防庁の定める「応急手当の普及啓発活動の推進に関する実施要綱」に基づき、救命処置以外の応急手当を「その他の応急手当（ファーストエイド）」と表記しています。

　（『JRC蘇生ガイドライン2015』に記載されているファーストエイドの範囲には、住民が行える範囲を超えているものも含まれます。これらの手当を行うために、どのような訓練や資格が必要になるのかはまだ決まっていません。本テキストではその他の応急手当（ファーストエイド）の実技手順と指導要領について、従来指導してきた項目については記載し、その他の項目については参考として記載しています。）

Q20　希望する病院が遠くであっても救急車で搬送してもらえますか？

　救急搬送は緊急性のある業務です。状態や症状に応じて、現場から最も近くの対応が可能な病院へ搬送することになります。

Q21　救急車で傷病者の家族が乗った車を先導することはできますか？

　救急車は緊急走行ができますが、他の車の先導はできません。救急車に同乗する以外のご家族は一般車両で病院に向かっていただくことになります。

Q22
・救急車で自宅まで搬送してもらうことはできますか？
・医療機関から自宅に戻るとき、救急車で送ってもらえますか？

　　救急搬送は緊急に医療機関で診察や治療を受ける必要がある人を対応が可能な医療機関まで搬送することが業務です。また、搬送が終わればすぐに次の救急要請に応えられるように準備しなければいけません。自宅まで戻られる場合はタクシー等のご利用をお願いします。

4　普通救命講習の質疑

(1)　心肺蘇生に関するもの

Q23　救命のためにはどのような行動が必要ですか？

　　傷病者の命を救い、社会復帰に導くために必要となる一連の行いを「救命の連鎖」といいます。救命の連鎖は四つの輪で成り立っており、途切れなくすばやくつながることで救命効果が高まります。特に最初の三つの行動「心停止の予防」「早期認識と通報」「一次救命処置」は現場に居合わせた住民により行われることが期待されています。住民から救急隊へ、救急隊から医師へ、命のバトンを引き継いでいくためのスタートを切るのは、現場に居合わせたあなたなのです！

Q24
・救命の連鎖の最初の鎖、心停止の予防のために気をつけることはありますか？
・心停止の予防も救命のために重要な項目でしょうか？

　　呼吸や心臓が止まってしまった場合の救命処置も大切ですが、未然に防いで心停止に至ることを食い止めることが何よりも大切です。小児ではけがや窒息、溺水などによる不慮の事故を防ぐことが重要であり、成人では急性冠症候群や脳卒中発症時の初期症状に気付いて心停止になる前に病院で治療を開始することが重要です。加えて高齢者の窒息、入浴中の事故、熱中症の予防、それに心臓震盪を含む運動中の突然死の予防も望まれます。

Q25　どのようなときに急性冠症候群（心筋梗塞）を疑いますか？

　　一般的な症状は胸の痛みです。典型的には「締め付けられるような痛み」ですが、「重苦しさ・圧迫感」や「焼け付くような感じ」と表現する人もいます。冷汗、嘔気、嘔吐、呼吸苦などが伴っていれば、心筋梗塞である可能性があがります。以上のような症状が突然出現し持続している人には直ちに救急車を要請し、急激な悪化に備えてそばを離れないようにしましょう。
　　（なお、人によっては胸ではなく、喉、背中、肩、両腕、上腹部などに不快感を訴えることもあるので注意が必要です。症状の強さは個人差が大きく、特に高齢者、糖尿病患者、女性では典型的な症状ではないこともあり、やはり注意が必要です。）

Q26 どのようなときに脳卒中を疑いますか？

- 口角など顔の片側が下がったりゆがんだりする
- 片手に力が入らない・入りにくい
- 言葉が出てこない・ろれつが回らない

以上の三つのうち一つでも新たに出現していれば、脳卒中を疑って直ちに救急車を要請してください。その他にも、目が見えにくい、物が二重に見える、めまい、生まれて初めて経験する強い頭痛などが突然発症した場合は、脳卒中を疑います。

Q27 携帯電話から119番に通報できるのですか？

通常の電話と同様に通報できます。しかし、消防本部では正確な位置を特定することはできません。通報時に現場の住所や目標となる建物などを伝えることが大切です。また、携帯電話は電源を切らず、できればGPS機能をONにしてください。

Q28 心停止の傷病者を発見した現場に自分しかいない場合、119番通報が先ですか、心肺蘇生の実施が先ですか？

救助者が一人しかいない場合、まず119番通報を先に行い、引き続いて心肺蘇生を続けます。

救助者が二人以上いるときは、役割分担をして119番通報と心肺蘇生を並行して行ってください。

Q29 AEDを取りに行くのに時間がかかる場合はどうすればいいでしょうか？

救助者が一人しかいない場合は、すぐ近くにAEDがあるとき以外は、119番通報をして心肺蘇生を続けながら救急隊の到着を待ってください。

救助者が二人以上いるときは、119番通報、AEDの取り寄せ、心肺蘇生を並行して行ってください。

Q30 ・胸骨圧迫をすると肋骨が折れそうで強く圧迫するのをためらいます。
・胸骨圧迫によって肋骨が折れることはありませんか？

胸骨の下半分以外の部分に力がかからないように注意して圧迫することが大切です。また年齢、性別、体格等によって骨や胸郭の固さは異なりますので、訓練をするときには圧迫の「強さ」ではなく「深さ」に注意しましょう。肋骨が折れることを恐れて軽く圧迫していては救命率が下がってしまうため、十分な深さまで圧迫するようにします。
（注：十分に深く圧迫することができる受講者に対しては、深さが6cmを超えると合併症が増えることを追加説明してもよい。）

Q31 けがをしていたり、胸に手術の跡や医療器具が付いていたりしても、胸骨圧迫を行ってよいのですか？

 胸骨圧迫が必要な状態であれば、すぐに圧迫を開始します。圧迫開始が遅れればそれだけ救命できる可能性が減ってしまいます。

Q32 胸骨圧迫のテンポは速すぎたり遅すぎたりするといけないのはなぜですか？

 圧迫のテンポが遅くなればなるほど救命率に悪影響を及ぼすことが分かっています。また、圧迫のテンポが速すぎても救命率に悪影響を及ぼすことが分かりました。ガイドライン2015では1分間当たり100～120回のテンポで胸骨圧迫することが推奨されています。適切なテンポの曲に合わせて訓練するなどすれば、推奨された範囲のテンポで胸骨圧迫するのに役立ちます。

Q33 胸骨圧迫をするときに十分緩めて圧迫を解除する方がよいのはどうしてですか？

 十分に圧迫を解除しなければ、心臓に血液が満たされません。圧迫が解除されない状態で次の圧迫をしても血液が押し出されず効果がなくなってしまいます。圧迫と圧迫の間には完全に胸を元の位置に戻すため、胸に力がかからないように圧迫を緩めます。

Q34 ・胸骨圧迫はどれくらい中断してもよいのですか？
・胸骨圧迫比率とはどういう意味ですか？

 胸骨圧迫はできるだけ中断しない方が蘇生に良いことが分かっています。中断が必要な場合もできるだけ10秒以内にとどめるように努力します。AEDを使用するときも解析が始まるギリギリまで胸骨圧迫を続ける必要があります。

胸骨圧迫比率とは、心肺蘇生を行っている総時間に対して胸骨圧迫を実施している時間の比率をいい、60％以上となるように中断を短くして胸骨圧迫を続けることが推奨されています。

Q35 口対口の人工呼吸を他人に実施することをためらいます。どうしても必要ですか？

 胸骨圧迫だけでも十分救命の効果があることが分かっているので、傷病者の顔面や口から出血している場合や、口と口を直接接触させて人工呼吸を行うことをためらうような場合には、人工呼吸を省略し、胸骨圧迫のみを続けてください。
（普通救命講習Ⅲの受講者に：乳児は呼吸が原因で心停止になることが多いため、人工呼吸を組み合わせられるように準備をしておくことが望ましいです。）

Q36 人工呼吸はできるだけ多く吹き込んだ方がいいですか？

　1回の吹き込み量が多かったり1分間当たりの呼吸数が多くなったりすると、救命率に悪影響があることが分かっていますし、胃の中に吹き込んだ空気が入り、胃の中の物が出てくることがあります。吹き込みは1秒かけて胸の上がりが見える程度の量にとどめてください。また、吹き込む前に深呼吸をする必要もありません。

Q37 胸骨圧迫を30回、人工呼吸を2回という組み合わせには意味があるのですか？

　ガイドライン2015では胸骨圧迫30回と人工呼吸2回が推奨されています。必ずしも30回を正確に圧迫する必要はなく、約30回を目安とします。今後の新しい研究の結果によっては、より効果的な組み合わせが推奨されることも考えられます。

Q38 心肺蘇生はいつまで続ける必要がありますか？

　傷病者に普段どおりの呼吸や目的のあるしぐさがあれば、その時点で圧迫を中止して呼吸の確認をします。その他はできるだけ中断時間がないように救急隊に引き継ぐまで続けます。胸骨圧迫を一人で続けると疲れて有効な圧迫ができなくなってきますので、可能であれば1〜2分を目安に圧迫する人を交代してください。

(2) AEDの使用に関すること

Q39 AEDはどのような場所に設置されているのでしょうか？

　AEDは駅や空港、デパートなど、公共性が高く多くの人が出入りする施設に設置されています。ほかにもスポーツクラブやホテル、遊園地、学校などに設置が進められています。皆さんの住んでいる地域やよく立ち寄る場所でどこに設置されているか、事前に調べておくといざというときに役に立ちます。日本救急医療財団のホームページで設置場所を公開していますので参考にしてください。
　https://www.qqzaidanmap.jp/

Q40 心臓病を患って自宅で療養している家族がいます。AEDを自宅に備え付けることは可能ですか？

　可能です。医療器具を販売している業者や家電量販店などで購入できます。また、レンタル契約を提供する業者もあります。

Q41 AEDを設置する場合に注意をする点があれば教えてください。

AEDは製品ごとに動作保証条件が決められており、その条件外では動作が保証されません。氷点下の寒冷な環境や極端な高温環境で保管されていると正常に作動しない可能性があるため、保管や設置場所には留意をお願いします（寒冷地向けにはヒーター内蔵の保管ケースも製造・販売されています。）。

Q42 AEDには多数の種類がありますが、使い方はそれぞれ違うのですか？

操作の基本的な手順は同じです。どの機種であっても最初に電源を入れてください。電源が入れば、あとは音声で指示が流れますので、音声ガイドに従って操作してください。

Q43 AEDの操作は誰が行ってもよいのですか？

はい。AEDの使用に当たって特に資格は必要ありません。ただし、AEDだけでは救命できません。また、AEDを安全に使用するためには使用方法の講習を受けている方がよいので、できるだけ多くの人が講習を受けるように勧めています。

Q44 AEDがすぐ近くにあった場合、心肺蘇生とAEDの使用のどちらを優先させればよいですか？

呼び掛けに反応がなく、普段どおりの呼吸もしていないときは、すぐにAEDの使用を開始してください。AEDの準備に時間がかかるときは、その間は心肺蘇生を続けます。

Q45 電極パッドは再利用してもよいのですか？

体に直接貼り付けるものですので、1回限りの使い捨てです。

Q46 AEDがあれば全ての心停止の人を助けることができるのですか？

全ての人を助けられるわけではありません。止まっている心臓の状態には、電気ショックで助けられる状態と、電気ショックでは助けられない状態があります。心臓が止まってから時間が経過するとともに、電気ショックで助けられる状態からどんどん助けられない状態に変化していきます。そのため、心停止の人がいればできるだけ早くAEDを準備する必要があるのです。電気ショックが不必要な場合は、心肺蘇生を続けましょう。

Q47 間違って電気ショックのボタンを押してしまったらどうなりますか？

 充電されていないときにショックボタンを押してしまっても電気が流れることはありません。電気ショックが不必要な心電図波形に対して誤って充電されることもありませんので、安心してください。

Q48 AEDが判断を間違えて不必要な電気ショックをしてしまうことはないのですか？

 AEDが正確に判断するためには、使用される傷病者が心停止であること、解析中は傷病者に触れないことが必要です。コンピュータのプログラムは厳重に作られていますので、適切に使用されれば、電気ショックが不必要な傷病者に対して「電気ショックが必要」と間違えて判断することはありません。使用を始める前には普段どおりの呼吸をしていないことを確認し、解析時などはAEDの音声指示に従って使用してください。

Q49 使用するときに傷病者に触れているとどうなりますか？

 心電図の解析中に触れていると、正確な判定ができなくなる可能性があります。また、電気ショックを実施するときに触れていると感電ややけどをする可能性があります。

Q50 AEDによる電気ショックを実施するに当たり、使用してはいけない場所や状況はありますか？

 傷病者の身体が水につかっていたり、可燃性のガスが周囲に滞留している場所に倒れている場合は、感電や引火のおそれがありますので、傷病者を移動してから電気ショックを行ってください。また、電気カーペットや電気毛布の上に傷病者がいる場合は、解析が正常に行われない場合があるので、電源を切るか傷病者を移動させる必要があります。

Q51 多量の汗や水で身体が濡れているとき、何か注意することはありますか？

 胸をタオルなどで拭いてから電極パッドを貼ります（胸が乾いていれば、濡れた床の上でも使用できます。）。

Q52 貼り薬が貼られている場合、どうすればいいのでしょうか？

 電気がうまく伝わらなかったり、貼り薬が燃えてやけどを起こしたりすることもあるので、貼り薬をはがし胸部を拭いてから電極パッドを貼ってください。

Q53 ペースメーカーを装着している人にも使用できますか？

 使用できます。ただし、ペースメーカー本体の膨らみ部分を避けて電極パッドを貼ってください。

Q54 金属アクセサリーなどは、外したほうがいいのですか？

 基本的に外す必要はありません。ただし、電極パッドが直接金属に触れないように注意しましょう。電極パッドを貼る位置に金属があればできるだけ遠ざけます。

Q55 胸毛が濃い人の場合はどうすればいいのでしょうか？

 電極パッドが胸の皮膚に密着するように強く貼る必要があります。電極パッドが皮膚から浮いている状態だと解析ができなかったり、電気ショックがうまく心臓に伝わらず胸毛が焦げたりします。胸毛が濃いために電極パッドが皮膚に密着できない場合は、胸毛を除去することを考慮しますが、そのことによる電気ショックの遅れが最小限になるように留意します。電極パッドが2枚あれば最初の1枚で胸毛を除去して新しいパッドを貼る、AEDボックスに事前に配備されていたカミソリを使う、などの方法があります。

Q56 傷病者が鉄製の階段やマンホールなどの金属の上にいても使用できますか？

 使用できます。

Q57 AEDの電極パッドは、必ず直接、皮膚に貼らなければならないのですか？

 直接、皮膚に貼る必要があります。胸部の衣服を開きますが、開くのが困難なら衣服を切って取り除きます。女性であっても救命のために、ためらってはいけません。公衆の面前ならスクリーンなどの使用を配慮します。

Q58 胸にけがある場合、どこに電極パッドを貼ればいいのでしょうか？

 けがの部位を避け、心臓を挟むように胸の脇や背中などに貼ります。

Q59 AEDの電極パッドを貼り付けた状態で、うめき声や嫌がるような動きが出てきました。どうすればいいですか？

目的のあるしぐさや普段どおりの呼吸があれば、心停止の状態から回復した可能性があります。傷病者の状態の観察をしましょう。一旦心停止の状態から回復しても、原因の治療ができていない状態では再び心停止になる可能性があります。救急隊に引き継ぐまではAEDの電極パッドを貼り付けたまま観察を続けてください。

(3) 気道異物の除去に関するもの

Q60 意識がある場合、119番通報と気道異物の除去のどちらを優先させればよいですか？

本人が激しくせき込んでいる場合は、本人の努力に任せて119番通報します。窒息が疑われ、救助者が一人だけの場合、まず背部叩打法と腹部突き上げ法を試みます。呼び掛けに反応がなくなれば119番通報し、心肺蘇生を開始します。救助者が二人以上いるときは、119番通報を並行して行ってください。

Q61 窒息が疑われ、自力で立ち上がれない人に腹部突き上げ法を行う方法を教えてください。

自力で立ち上がれない人には背部叩打法を行います。

Q62 腹部突き上げ法を行ってはいけない場合はありますか？

明らかに妊娠していると思われる女性や高度な肥満者に対しては、腹部突き上げ法は行わず、背部叩打法のみを行います。腹部突き上げ法を行った場合には内臓を傷めている可能性があるため、救急隊が到着したら実施したことを報告してください。
（普通救命講習Ⅲの受講者に：乳児はおなかの臓器が大きいため腹部突き上げ法は行いません。頭が低くなる状態で背部叩打法と胸部突き上げ法を繰り返して行います。）

Q63 窒息が疑われるときに、異物を探したり取り除いたりするよい方法があれば教えてください。

いたずらに時間を費やすことにつながるため、異物を探すことにはこだわらないでください。意識があるときは背部叩打法と腹部突き上げ法を行い、反応がなくなれば心肺蘇生を開始します。意識のない傷病者で、口の中に明らかに異物が見えた場合は、指で取り除くことを試みてもよいとされています。

(4) 止血法に関するもの

Q64 傷病者を観察したところ、大出血があり、呼び掛けにも反応がありませんでした。止血法と心肺蘇生のどちらを優先すればよいですか？

 赤い血が噴き出している状態（噴水のように出ている）であれば、止血処置を先に行います。出血しているところがよく分からなければ、心肺蘇生を進めます。

Q65 出血しているところの少し心臓寄りを縛ったり圧迫したりする方法を習ったことがありますが、行ってよいですか？

 手足を紐や針金などで縛ると、神経や筋肉を損傷するおそれがあります。出血点を直接圧迫する方法でほとんどの出血は止まりますので、ガーゼなどを当てて直接圧迫してください。

Q66 直接圧迫してもガーゼが血液で濡れてくる場合はどうすればいいですか？

 出血部位と圧迫点がずれていたり、圧迫する力が足りないことがほとんどです。出血部位を確実に押さえることが必要です。

5 普通救命講習Ⅲ・上級救命講習の質疑

(1) 救命処置に関するもの

Q67 何歳までが乳児ですか？

 1歳未満を乳児とし、保育士や乳児の保護者など、乳児の危機的状況に遭遇する可能性が高い皆さんは「乳児の救命処置」を学ぶことが推奨されます。

Q68 乳児の胸骨圧迫をする場合、中指と薬指で行うべきですか？

 特定の指にこだわる必要はありません。中指と薬指でもいいですし、人差し指と中指でもかまいません。両手で胸郭を包み込み2本の親指で押す方法もあります。

Q69 乳児や小児に対して、成人用の電極パッドを使用してもいいですか？

 小学生以上の小児には成人用電極パッドを使用します。未就学児にもやむを得ない処置として成人用の電極パッドを代用してもかまいません（逆に小児用電極パッドを成人に用いてはいけません。）。乳児や体格の小さな小児に成人用電極パッドを貼るときには、電極パッド同士が接触しないように気を付けます。

(2) その他の応急手当（ファーストエイド）に関するもの

Q70 道路上の応急手当ではどのように安全を確保すればよいですか？

負傷者の手当よりも安全の確保の方が優先されます。掲示板等を利用して交通の遮断を優先してください。救助者が巻き込まれて二次災害が起きれば、その後の救助活動がより複雑になります。

Q71 救急隊や消防隊の到着前に傷病者を移動したほうがいいですか？

現場の安全が確保できていれば傷病者を動かさずに待つことが原則です。安全が確保できない、新たな危険が迫っている、などが考えられるときには現場からの搬送を考慮してください。

Q72 何も道具を持っていないときに、どのように保温をすればよいですか？

傷病者の衣服が濡れている場合は、衣服を脱衣させるだけでも保温の役に立ちます。特別な道具がなくとも、新聞紙で体をくるむだけでも保温の効果があります。

Q73 呼び掛けに反応はないが普段どおりの呼吸をしている場合はどうすればいいですか？

様子を見ながらあおむけにして救急隊の到着を待ってもよいですが、吐物などによる窒息の危険性があるか、やむを得ず傷病者のそばを離れるような場合には傷病者を横向きに寝かせ、下あごを出して気道を確保した状態にします。このような体位を回復体位といいます。

Q74 けいれんのときには舌をかまないようにタオルやはしを口に入れるとよいと聞いたのですが？

かえって歯の損傷や窒息の原因になるため、口の中に物を入れてはいけません。嘔吐したものや分泌物で喉を詰まらせることもあるので、発作中や発作がおさまった後もよく観察してください。

Q75 熱中症と日射病は違うのですか？

熱中症は、その原因や程度によって様々な呼び方をされてきました。直射日光で起こる日射病もその一つです。しかし、これらは全て暑熱環境下で生じる脱水や体温上昇、塩分のバランスの異常などにより起こる症状ですので、ひとまとめにして熱中症と呼んでいます。

Q76 車や部屋の中でも熱中症になることがあるのですか？

閉め切った車の中では真夏でなくとも熱中症の危険があります。特に乳幼児を車の中に放置してはいけません。また、冷房のない室内では、気温が上がったり無風状態で湿度が上がったりする影響により熱中症になる可能性があり、注意が必要です。

Q77 熱中症の状態の傷病者がいれば水を飲ませた方がいいですか？

発汗によって脱水状態になっているので、水分を十分に補うことは重要ですが、同じように塩分も失っているので、塩を加えた水やスポーツドリンクを飲ませた方が効果的です。また、呼び掛けに反応が弱くなっている傷病者は、むせてしまう可能性があるため、無理に水分を飲ませることなく直ちに救急車を要請してください。

Q78 熱中症の状態の傷病者の体温を下げるためには冷たい水が必要ですか？

水が蒸発するときに体から熱を奪うことを「気化熱」といい、冷たい水でなくとも、体温を下げる効果があります。露出した肌に直接水をかけ、うちわや扇風機で風を当てるのが効果的です。

Q79 汚れた傷口を洗うときに注意することはありますか？

まず、救助者は手袋などをして血液に直接触れないようにします。そして傷口を洗う前に止血されているか確認してください。出血が続いていれば止血を優先します。傷口が土砂などで汚れている場合は、水道水などきれいな流水で十分に洗い流してください。

Q80 捻挫と骨折を見分ける方法はありますか？

けがで手足に明らかな変形があったり、皮膚が不自然に隆起していたり、傷口から骨が飛び出している場合は骨折を考えます。捻挫でも腫れや痛みが強いと、現場では骨折との区別がつかないことも多いですが、腫れや痛みの強い部分を冷却してそえ木などで固定するのは同じです。変形があっても無理に戻さないようにしてください。

Q81 けがの傷病者に意識がない場合、首の症状について聞くことができません。首の安静が必要かどうかはどのように判断すればよいでしょうか？

意識障害の人、お酒を飲んでいる人、高齢者などは首にけがをしていても自覚症状に乏しかったり、症状を訴えられなかったりするため、救急車が来るまで首の安静を保つようにします。

Q82 首の安静を保とうとするとうまく気道確保できないことがありますが、どちらを優先すればよいでしょうか？

 傷病者に意識がなく気道確保が必要とされる場合は、首の安静よりも気道確保の方が優先されます。首の安静にこだわらず、直ちに気道確保してください。

Q83 やけどはできるだけ冷やした方がいいですか？

 すぐに水で冷やすことが大変効果的です。氷や冷却パックで長時間冷やすとかえって傷の治りが悪くなることがあるので、流水で冷やすのが最もよいでしょう。やけどの範囲が広い場合は、体全体が冷えて低体温になるので、冷やすのは短時間にとどめます。

Q84 ・毒物を飲んだ傷病者は、毒物を吐かせた方がよいのでしょうか？
・毒物を飲んだ傷病者には、牛乳を飲ませた方がよいのでしょうか？

 農薬や酸・アルカリなど、吐かせると救助者に危険が及んだり傷病者の粘膜や肺にダメージを与える毒物があります。自分の判断で無理に吐かせたり水や牛乳などを飲ませず、できるだけ早く救急車を要請してください（残っている容器や吐いた物などがあるときは、救急隊や医師に見せるようにしてください。）。

Q85 溺れている人を見つけたら、すぐに救助に向かうべきですか？

 救助は消防職員やライフセーバーなどの専門家に任せるのが原則です。救助よりも通報を優先させてください。その後に、つかまって浮くことができるものがあれば、溺れている人に向けて投げ入れてください。決して安易に飛び込まないようにしましょう。

Q86 溺水時の応急手当として、傷病者が水を飲んでいる場合は、吐かせてから必要な応急手当をした方がよいのでしょうか？

 口の中に吐いた水などがあれば、顔を横に向けて取り除きますが、飲んだ水などを無理に吐かせることに時間を費やしてはいけません。反応がなく、普段どおりの呼吸がなければ直ちに心肺蘇生を開始します。

Q87 気管支ぜんそくの発作で命に関わることはありますか？

 重篤なぜんそく発作は致死的になるため、発作がひどいと感じたら直ち救急車を要請してください。ぜんそく発作時には呼吸をするときにヒューヒュー、ゼイゼイという音が聞こえ呼吸苦を訴えますが、発作が重篤なときは言葉も発せなくなったり、治療薬を自分で取り出せなくなったりするので注意が必要です。

> **Q88** アナフィラキシーの原因にはどのようなものがありますか。

 食物、ハチやアリなどによる虫刺され、医薬品が3大原因です。食物の中で多いのは卵、乳製品、小麦、そば、ナッツ、甲殻類などです。

> **Q89**
> ・エピペン®は医師や救急救命士しか使用できないのですか？
> ・エピペン®の使い方を教えてください。

 アナフィラキシーショックの状態に対してアドレナリンという治療薬をいち早く投与するための自己注射器をエピペン®といいます。本人が使用することを想定した薬剤ですが、症状がひどい場合には自分で使用できない場合があり、エピペン®を取り出したり使用を手助けしたりします。児童・生徒が学校や保育園などでアナフィラキシーを生じ生命の危機が迫っている場合、教職員や保育士がエピペン®を使用してもよいことになっています。

> **Q90** 低血糖を疑うときには特別な治療薬が必要ですか？

 糖尿病の治療を受けていて低血糖を起こす可能性のある人には、ブドウ糖の錠剤（タブレット）が処方されていることが多いですが、手元にない場合は角砂糖やオレンジジュースなどの糖を含む食品を摂らせることでも代用できます。低血糖を疑う症状がある場合には糖の摂取をさせてください。ただし、意識がはっきりしない場合や飲み込むことができない場合は誤嚥の危険性があるため、無理に摂取させずに救急車を要請してください。

> **Q91** 低体温の傷病者には電気毛布が必要ですか？

 電気毛布などを使って全身を温めることも効果がありますが、著しい低体温のときは急激な血圧低下を来すことがあるため、救急隊の到着や医療機関への到着まで時間がかかるような場合のみ使用を考慮します。

6 用語に関する質疑

> **Q92**
> ・応急手当と心肺蘇生の関係を教えてください。
> ・応急手当、救命処置、心肺蘇生など、用語がいろいろあって混乱します。

 日本救急医療財団による定義では、応急手当は傷病者に対して悪化を防ぐために市民が行う最小限の手当のこと、心肺蘇生は心肺停止傷病者に対する胸骨圧迫と人工呼吸のこと、救命処置は心肺蘇生、AEDを用いた電気ショック、気道異物の除去を含んだもの、となっています。日本医師会や総務省消防庁などが以前に定義した内容と一致しない部分もありますが、傷病者の「救命」「悪化防止」「苦痛の軽減」という行動の目的と正しい方法を身に付けることを大切にしましょう（対象が住民なので、言葉の定義付けにこだわって混乱を招かな

いように留意します。）。

Q93 救命の連鎖と救命のリレー、二つの言葉が出てきますが、違うものなのですか？

 「救命の連鎖」は生命の危機が切迫している傷病者を救命し、社会復帰させるために必要な四つの要素を鎖になぞらえて、つなげて表した概念です。「救命のリレー」は、それぞれの場面で蘇生を担当する人が役割を引き継ぐことの重要性を強調した概念になっています。

Q94 手当と処置、治療は違うものなのですか？

 傷病者の救命や状態悪化防止のために行う行動、という意味では同じ内容です。言葉の定義としては住民が行う場合は手当、救急隊が行う場合は処置と区別し、医業として医師が行うものは治療、となっています。しかし、手当や処置は日常的な言葉なので、会話の中で区別する必要はないでしょう。

Q95 「救命救急」センターと「救急救命」士、呼び方で混乱します。意味が違うのですか？

 救命救急センターや救急救命士は、制度として別々の法律に記載されています。法律ができるときにこのような記載をされたため、そのままの呼び名で呼ばれていますが、特に意味の違いがあるわけではありません。日常的には「救命センター」「救命士」と略されて使われることもよくあります。

第3章
ガイドライン変更のポイント
～主な変更点のまとめ～

　本書の改訂は、『JRC蘇生ガイドライン2015』に基づいて行われている。ガイドラインの変更内容のうち、一次救命処置、その他の応急手当及び普及・教育に関わる主な変更点を以下にまとめる。

1　旧ガイドラインからの変更は極力少なく、よりシンプルに

　『JRC蘇生ガイドライン2015』の改訂に当たっては、新たな方法（GRADEシステム）を用いてエビデンスの質評価が行われ、明確な推奨が得られた部分は改訂に反映された。改訂に当たって検討項目に取り上げられなかった内容は旧ガイドラインの内容が引き継がれ、表記の変更は必要最小限にとどめられている。例えば、年齢にかかわらず統一された「救命の連鎖」の概念はそのまま引き継がれ、以下の四つの要素の構成表記も変更は加えられていない。
　① 心停止の予防
　② 心停止の早期認識と通報
　③ 一次救命処置（心肺蘇生とAED）
　④ 二次救命処置と心拍再開後の集中治療
　また、「普及教育のための方策」の章も旧ガイドラインに引き続いて記載され、胸骨圧迫のみのトレーニングについても引き続き有用性が認められている。

2　統一された「救命処置の流れ」と乳児の救命処置

　旧ガイドラインでは、住民が行う救命処置の流れ（アルゴリズム）に関しては、年齢を区別せず成人と小児・乳児が統合された一方で、小児・乳児に関わることが多い住民に対しては小児・乳児に特化した救命処置の流れが示されていた。『JRC蘇生ガイドライン2015』では、住民に対する心肺蘇生の普及をよりシンプルにして浸透を促すために、住民が行う救命処置の流れを統一化して示すこととし、乳児の救命処置の流れを分けては示さないこととなった。救命処置の流れの図は基本的に旧ガイドラインの成人の図がそのまま引き継がれ、胸骨圧迫の数値基準の修正や人工呼吸に関する記載等、最小限の変更が加えられた（p.50参照）。
　ただし1歳未満の乳児は体の大きさが違うこと等から、いくつかの点においてさらに適した救命処置のやり方があり、『改訂5版　救急蘇生法の指針2015（市民用・解説編）』の中にも手技上の相違点が記載された。応急手当の普及啓発活動においては、保育士や乳児の保護者など、乳児の危機的状況に遭遇する可能性が高い住民に対して、乳児の救命処置を学ぶことができるように普通救命講習Ⅲが設定されている。

3 胸骨圧迫開始の強調と通信指令員による口頭指示

　胸骨圧迫開始の重要性がさらに強調された。循環が残存する傷病者に胸骨圧迫を数回行うことにより重篤な合併症が生じたとの報告がないことが明記され、普段どおりの呼吸をしていない、あるいはその判断に自信を持てないときには、危害を恐れることなく胸骨圧迫を開始することが推奨されている。

　通信指令員は、傷病者に反応がなく、呼吸がない又は正常でないことが聴取されれば、傷病者が心停止であるものとみなし、胸骨圧迫のみの心肺蘇生を開始するよう指示することが推奨されている。今後、実際の現場で通信指令員による口頭指示がさらに増えることが予想され、講習中の訓練シナリオに口頭指示の場面を盛り込むことも考慮する。

4 有効な胸骨圧迫の基準変更と質評価のための器具使用

　成人に対する胸骨圧迫では、圧迫のテンポが100〜120回/分に、圧迫の深さが約5cmに変更された。新しいガイドラインには圧迫の深さについて「6cmを超えない」という基準も記載されているが、十分な深さで圧迫することの方がより重要であり、かつ住民では圧迫の深さが不十分であることが多いことから、住民向けの救命処置の流れには「6cmを超えない」との記述は入れられていない。胸骨圧迫の中断を最小限にすることに並んで胸骨圧迫比率（心肺蘇生を行っている総時間に対して胸骨圧迫を実施している時間の比率）という概念が導入され、60％以上が推奨されている。以上の項目に圧迫の解除をあわせ、胸骨圧迫の質を評価するためには、客観的な指標が必要であり、胸骨圧迫を測定し即時にフィードバックする器具を用いることが推奨されている。器具がない場合、音楽やメトロノームをガイドにすれば圧迫のテンポ改善に対しては有用である。

5 「ファーストエイド」の新設

　『JRC蘇生ガイドライン2015』では新たに「ファーストエイド」の章が新設された。ファーストエイドの目的は、人の命を守り、苦痛を和らげ、それ以上の病気やけがの悪化を防ぎ、回復を促すことであり、従来の「その他の応急手当」に当たる部分である。しかし新しいガイドラインに記載されているファーストエイドには、住民が行える範囲を超えているものも含まれる。これらの手当を行うために、どのような訓練や資格が必要になるのかはまだ決まっていない。

　『JRC蘇生ガイドライン2015』に準拠して改訂された『改訂5版　救急蘇生法の指針2015（市民用・解説編）』でも、救命処置以外の応急手当を「ファーストエイド」と表記することとなったが、消防庁の定める「応急手当の普及啓発活動の推進に関する実施要綱」では「その他の応急手当」であることから、本テキストでは「その他の応急手当（ファーストエイド）」と表記している。

6 住民が行う一次救命処置の重要ポイント

　今回改訂された一次救命処置の具体的な手順の中で重要なポイントを以下に挙げる。
- 訓練を受けていない住民は、119番通報をして通信指令員の指示を仰ぐ。通信指令員は訓練を受けていない住民に対して電話で心停止を確認し、胸骨圧迫のみの心肺蘇生を指導する。
- 救助者は、反応が見られず、呼吸をしていない、あるいは死戦期呼吸のある傷病者に対しては直ちに胸骨圧迫を開始する。心停止かどうかの判断に自信が持てない場合も、心停止でなかった場合の

危害を恐れずに、直ちに胸骨圧迫を開始する。
- 心停止を疑ったら、救助者は気道確保や人工呼吸より先に胸骨圧迫から心肺蘇生を開始する。
- 質の高い胸骨圧迫を行うことが重要である。胸骨圧迫の部位は胸骨の下半分とし、深さは胸が約5cm沈むように圧迫する。1分間当たり100〜120回のテンポで胸骨圧迫を行い、圧迫解除時には完全に胸を元の位置に戻すため、力がかからないようにする。胸骨圧迫の中断を最小にする。小児の場合は胸骨圧迫の深さは胸の厚さの約3分の1とする。
- 訓練を受けていない救助者は、胸骨圧迫のみの心肺蘇生を行う。
- 救助者が人工呼吸の訓練を受けており、それを行う技術と意思がある場合は、胸骨圧迫と人工呼吸を30：2の比で行う。特に小児の心停止では、人工呼吸を組み合わせた心肺蘇生を行うことが望ましい。
- 人工呼吸を2回行うための胸骨圧迫の中断は10秒以内とし、胸骨圧迫比率（心肺蘇生の総時間のうち、実際に胸骨圧迫を行っている時間）をできるだけ大きく、最低でも60％とする。
- AEDが到着したら、速やかに電源を入れて、電極パッドを貼付する。AEDの音声メッセージに従ってショックボタンを押し、電気ショックを行った後は直ちに胸骨圧迫を再開する。
- 保育士や乳児の保護者など、乳児の危機的状況に遭遇する可能性が高い住民には、乳児により適した手技を追加して指導する。

付録　主な変更点の対応表

		主な変更点	ガイドライン2010
全般		〔「救命の連鎖」が年齢に関係なく統一したものになり、心停止の予防が一つ目の鎖になった。〕	変わらず。
		住民が行う一次救命処置は、基本的に年齢にかかわらず統一された手順で説明される（しかし、乳児に関わることが多い人は乳児により適した手技を追加して学ぶ。）。	小児に関わることが多い住民は、医療従事者用の小児の一次救命処置を参照する形になっていた。
		胸骨圧迫の訓練時には即時フィードバック器具を用いると技術の習得に有用である。	記載なし。
心肺蘇生法		普段どおりの呼吸をしていない、あるいはその判断に自信を持てないときには、危害を恐れることなく胸骨圧迫を開始することが推奨される。	言及されていた。新ガイドラインでは圧迫を開始することがより強調されている。
		通信指令員は、傷病者に反応がなく、呼吸がない又は正常でないことが聴取されれば、傷病者が心停止であるものとみなし、胸骨圧迫のみの心肺蘇生を開始するよう指示することが推奨される。	明確な基準なし。
		圧迫の位置は胸骨の下半分（胸の真ん中）	胸の真ん中（胸骨の下半分）との記載あり。
		＊圧迫の深さは「約5cm」の深さで。	少なくとも5cm沈むほど。
		＊圧迫の速さは「100〜120回/分」のテンポで。	少なくとも毎分100回のテンポで。
		＊胸壁が完全に元の位置に戻るように、圧迫と圧迫の間に胸壁に力がかからないようにする。	胸がすっかり戻るまで、の記載のみ。
		人工呼吸の訓練を受けており、それを行う意思がある場合は人工呼吸を組み合わせる。	救命処置の流れには記載なし。
		〔＊胸骨圧迫と人工呼吸の比率30：2。全年齢共通。〕	変わらず。
		＊胸骨圧迫比率が60%を超えるようにする。	記載なし。
		〔救助者が二人以上いる場合、胸骨圧迫は1〜2分を目安に交代する。〕	変わらず。
		〔小児でも対応は同じ。圧迫の深さのみ「胸の厚さの約3分の1」。〕	変わらず。
AEDの使用		〔小児用の電極パッド（小児用モード）は未就学児が対象。小学生以上は成人用の電極パッド（成人モード）を使用。〕	変わらず。
		電気ショックを行った後は直ちに胸骨圧迫を再開する。	音声メッセージに従って、の記載あり。

※　太字は特に重要な変更点、〔　〕は変更がない項目

応急手当指導者標準テキスト
ガイドライン2015対応

平成 5 年10月15日　初　版　発　行
平成28年 7 月 1 日　　6 版　発　行
令和 3 年 9 月10日　6 版12刷発行

編　　集／応急手当指導者標準テキスト改訂委員会
発行者／星　沢　卓　也
発行所／東京法令出版株式会社

112-0002	東京都文京区小石川 5 丁目17番 3 号	03(5803)3304
534-0024	大阪市都島区東野田町 1 丁目17番12号	06(6355)5226
062-0902	札幌市豊平区豊平 2 条 5 丁目 1 番27号	011(822)8811
980-0012	仙台市青葉区錦町 1 丁目 1 番10号	022(216)5871
460-0003	名古屋市中区錦 1 丁目 6 番34号	052(218)5552
730-0005	広島市中区西白島町11番 9 号	082(212)0888
810-0011	福岡市中央区高砂 2 丁目13番22号	092(533)1588
380-8688	長 野 市 南 千 歳 町 1005 番 地	

〔営業〕TEL 026 (224) 5411　FAX 026 (224) 5419
〔編集〕TEL 026 (224) 5412　FAX 026 (224) 5439
https://www.tokyo-horei.co.jp/

Ⓒ Printed in Japan, 1993
　本書の全部又は一部の複写、複製及び磁気又は光記録媒体への入力等は、著作権法上での例外を除き禁じられています。これらの許諾については、当社までご照会ください。
　落丁本・乱丁本はお取替えいたします。
ISBN978-4-8090-2408-5